Vasant Lad

Das große Ayurveda Heilbuch

Die umfassende Einführung in den Ayurveda
Mit Anleitungen zur Selbstdiagnose, Behandlung und Heilung

WINDPFERD

Titel der Originalausgabe *Ayurveda – The Science of Self-Healing*
erschienen bei Lotus Press, Santa Fé
Aus dem Amerikanischen übersetzt von Christopher Baker

Die hier vorgestellten Methoden sind nach bestem Wissen und Gewissen dargestellt, die Informationen sollen aber ärztlichen Rat und Hilfe nicht ersetzen. Der Verlag übernimmt keinerlei Haftung für Schäden, die sich aus dem Gebrauch oder Missbrauch der in diesem Werk dargestellten Diagnose- und Behandlungsmethoden sowie Rezepten ergeben. Die Informationen in diesem Buch sind für Interessierte zur Weiterbildung gedacht und nicht als Therapie- oder Diagnoseanweisung im medizinischen Sinne zu verstehen.

ISBN 978-3-86410-232-5
23. Auflage 2026

Umschlaggestaltung: KplusH Agentur für Kommunikation und Design, CH-Amden
unter Verwendung einer Illustration von 123rf
Layout: Marx Grafik & ArtWork
Zeichnungen im Innenteil: Angela C. Werneke
Lektorat: Silke Kleemann
Druck und Bindung: CPI books GmbH
www.windpferd.de

MIX
Papier | Fördert gute Waldnutzung
FSC® C083411

Bei Fragen und Anmerkungen zum Produkt wenden Sie sich bitte an:
info@windpferd.de, Gutenbergstraße 33, 50823 Köln

Für Mutter, Vater,

Satguru-Hambir Baba

und den lieben Pappu,

der mich das Leben, die Liebe, Mitgefühl,

Einfachheit und Demut lehrte.

Inhaltsverzeichnis

IX. KAPITEL

X. KAPITEL

XI. KAPITEL

XII. KAPITEL

XIII. KAPITEL

ANHANG A

ANHANG B

ANHANG C

Verzeichnis der Darstellungen, Tabellen und Abbildungen

Danksagung

Der Autor möchte folgenden Menschen danken,
deren Bemühungen zum Zustandekommen dieses Buches beitrugen:

Angela Werneke, Künstlerin.
Sie ist für die gesamte künstlerische Gestaltung dieses Buches verantwortlich,
einschließlich des Einbandes, der Diagramme, der Darstellungen und Tabellen.
Angelas Arbeit hat dem Buch eine neue Dimension hinzugefügt.

David Mackenzie, Photograph,
dessen Gesamtbeitrag zur künstlerischen Gestaltung ich hervorheben möchte.

Malinda Elliot und Harriet Slavitz,
die als Herausgeberinnen viel Zeit und Mühe aufwandten
und sich ganz der Betreuung des Manuskriptes widmeten.

Lavon Alt, der den Index zusammenstellte.

Susan Voorhees, Becky Vogel, Peter Fisk und Win Hampton, Photomodelle,
die ihre Zeit und Mühe für die photographischen Darstellungen aufwandten.

Jim Redlich, für seine Unterstützung und seine Hingabe an Ayurveda.

Lenny Blank.
Und schließlich möchte der Verfasser seinen besonderen Dank an Lennyji ausdrücken,
der mir bei diesem Werk Inspiration und Führung gab.
Ohne sein vollständiges Engagement und ohne seine Hingabe
wäre dieses Buch immer noch ein unverwirklichtes Projekt.
Es gibt keine Worte, die meine Dankbarkeit gegenüber diesem meinem besten Freund
ausdrücken können.

Vorwort

Die tiefe Überzeugung, dass dem westlichen Menschen die Gelegenheit gegeben werden sollte, auf eine einfache und praktische Art und Weise am ayurvedischen Wissen teilzuhaben, hat den Autor dazu bewegt, dieses Buch zu schreiben. Ayurveda ist bislang im Westen als eine esoterische Wissenschaft angesehen worden, doch ist sie eine einfache, praktische Wissenschaft des Lebens, deren Prinzipien im alltäglichen Leben eines jeden Menschen universell anwendbar sind. Ayurveda spricht jedes Element und jeden Aspekt des menschlichen Lebens an, und bietet all denjenigen, die nach größerer Harmonie, Frieden und Langlebigkeit streben, einen Weg, der über viele Jahrhunderte erprobt und verfeinert wurde.

Dieses Buch bietet dem Leser ein Wissen, das von bleibendem Wert ist, denn die ayurvedische Wissenschaft beruht nicht auf den Ergebnissen wissenschaftlicher Forschung, die ständigen Wechseln unterworfenen sind, sondern auf der ewigen Weisheit der Rishis, die diese Wissenschaft als einen Ausdruck der vollkommenen Ganzheit des Kosmischen Bewusstseins kraft ihrer religiösen Innenschau und Meditation empfangen haben. Ayurveda ist eine zeitlose Wissenschaft, und der Autor hofft, dass diese Erläuterungen und Unterweisungen dem Leser oder der Leserin ein Leben lang dienlich sein werden.

Ayurveda befasst sich mit den acht Hauptzweigen der Medizin: Kinderheilkunde, Frauenheilkunde, Geburtshilfe, Augenheilkunde, Geriatrie, Hals-Nasen-Ohrenheilkunde, Allgemeinmedizin und Chirurgie. Jedes dieser medizinischen Fachgebiete wird abgehandelt nach den Theorien der fünf Elemente (Äther, Luft, Feuer, Wasser, Erde); der Tridoshas, oder den drei Körpersäften; den sieben Dhatus, oder Körpergeweben; den drei Malas (Urin, Stuhl, Schweiß); und der Dreiheit des Lebens: Körper, Geist und spirituelles Bewusstsein. Diese Begriffe werden in dieser Einführung ausführlich erläutert.

Das Hauptanliegen dieses Buches ist es, dem Leser einen grundlegenden Überblick über die ayurvedische Medizin zu geben, wozu die Methoden der Untersuchung, Diagnose und der Behandlung gehören. Die Förderung der Langlebigkeit, der Gebrauch von Heilpflanzen und andere praktische Aspekte der Gesundheitspflege werden ebenfalls behandelt.

Nachdem der Lernende sich einen grundlegenden Überblick verschafft hat, bleibt noch eine Fülle des alten Wissens in den Schriften der ayurvedischen Weisen, aber auch in den Unterweisungen der modernen ayurvedischen Ärzte zu ergründen. Dazu gehört zum Beispiel der Chirurg Sushruta (der vor 2.000 Jahren eine klassische Abhandlung über Chirurgie schrieb, „Sushruta Samhita“), dessen Schriften in eindrucksvoller Weise einen Großteil der modernen Medizin vorweggenommen haben. Zu den Themen, die er bis ins Detail abgehandelt hat, gehören unter anderem die Autopsie und die Methoden der plastischen Chirurgie, die, Jahrhunderte später, der modernen plastischen Chirurgie als Grundlagen dienten. Sushruta vervollkommnete die Methode, Knochenbrüche mit der Hilfe von Nägeln zu richten. Des Weiteren erkannte er wichtige Punkte am Körper, Marmas genannt, die zu den lebenswichtigen Organen in Beziehung stehen. Äußere traumatische Einwirkungen auf diese Punkte können außerordentlich ernste, sogar tödliche Folgen haben.

Zu seinen zahlreichen anderen Beiträgen zur Medizin gehört eine besondere Aderlassmethode, die Sushruta zur Heilung von Blutkrankheiten entwickelte. Es dürfte aus dieser kurzen Schilderung von großen Leistungen hervorgehen, dass wir von den alten ayurvedischen Meistern viel lernen können.

Die ayurvedische Weisheit ist in Sanskrit, der alten Sprache Indiens, überliefert worden. Gewisse Sanskritwörter, die bestimmte Vorstellungen der ayurvedischen Medizin beschreiben und sich nicht adäquat übersetzen lassen, sind daher vom Autor beibehalten worden, und werden bei ihrem ersten Erscheinen im Text in klarer, einfacher Weise erläutert.

Dies ist das erste Buch des Autors und er möchte an dieser Stelle seinen ayurvedischen Lehrmeistern seinen Dank aussprechen, ganz besonders aber Vaidya B.P. Nanal; der Tilak Ayurveda Mahavidya Medical School, wo der Autor studierte und später als Dozent und Professor der Inneren Medizin tätig war; und dem Seth Tarachand Ramnath Ayurvedic Hospital, wo der Autor seine praktische Ausbildung erhielt, als Arzt tätig war und später die Stelle des Medical Director innehatte. Darüber hinaus möchte der Autor seinen Studenten und Freunden danken, deren Liebe und Unterstützung ihn zu diesem Buch inspiriert haben. Aber auch dem Leser möchte er seinen Dank aussprechen, der durch seine Verpflichtung zum Lernen und zum eigenen Wachstumsprozess sich der Wissenschaft des Ayurveda, so wie sie hier dargestellt wird, öffnet.

Dr. Vasant Lad
Santa Fé, New Mexico
Januar 1984

I. Kapitel

Geschichte und Philosophie[1]

Ayurveda versteht sich nicht nur als eine Wissenschaft, sondern umfasst auch Religion und Philosophie. Mit dem Wort Religion sind Glaubensinhalte und Übungen gemeint, die Seinszuständen förderlich sind, in denen die Pforten der Wahrnehmung für alle Aspekte des Lebens offen sind. Ayurveda sieht den ganzen Lebensweg als etwas Göttliches an. Mit dem Wort Philosophie wird die Liebe zur Wahrheit bezeichnet. Im Ayurveda wird die Wahrheit als das Sein, reines Sein, das Ursprung allen Lebens ist, angesehen. Ayurveda ist eine Wissenschaft von der Wahrheit, wie sie im Leben zum Ausdruck kommt.

Die gesamte ayurvedische Literatur beruht auf der Samkhya-Philosophie der Schöpfung. (Der Begriff Samkhya hat seine Wurzeln in den beiden Sanskritwörtern, Sat, was Wahrheit bedeutet, und Khya – Wissen.) Der Leser möge mit offenem Geist und Herzen an die Samkhya-Philosophie herantreten, denn sie ist mit dem Ayurveda innig verknüpft.

Die alten Erleuchteten, die Rishis, die auch Seher der Wahrheit genannt wurden, gelangten durch ihre religiösen Praktiken und Übungen zur Erkenntnis der Wahrheit. Kraft ihrer intensiven Meditation verkörperten sie diese Wahrheit in ihrem täglichen Leben. Ayurveda ist die Wissenschaft von der täglichen Lebensführung. Dieses System des Wissens ist aus der praktischen philosophischen und religiösen Erleuchtung der Rishis hervorgegangen, die in ihrem Verständnis der Schöpfung wurzelte.

Sie erkannten die enge Wechselbeziehung zwischen Mensch und Universum, und dass die kosmische Energie sich in allen beseelten und unbeseelten Dingen manifestiert. Sie gelangten auch zu der Einsicht, dass der Ursprung allen Seins das Kosmische Bewusstsein ist, das sich als männliche und weibliche Energie manifestiert – als Shiva und Shakti.

Der Rishi Kapila, der die Samkhya-Philosophie der Schöpfung erkannte, entdeckte vierundzwanzig Prinzipien oder Elemente des Universums[2], von denen Prakriti, oder Kreativität, das grundlegendste ist.

Purusha ist die männliche Energie, während Prakriti die weibliche darstellt. Purusha ist ohne Form, Farbe und jenseits von allen Eigenschaften und hat keinen aktiven Anteil an der Manifestation des Universums. Diese Energie ist nicht wählende, passive Bewusstheit.

---

1 Dieses Kapitel mag den Lesern, die sich mit diesen Themen noch nicht befasst haben, als schwierig erscheinen und kann als erstes, letztes oder zu einem beliebigen Zeitpunkt gelesen werden.

2 Die 24 spezifischen Prinzipien oder Elemente der Samkhya-Philosophie sind folgende: Prakriti; Mahat; Ahamkara; die fünf Sinneswahrnehmungen; die fünf motorischen Organe; Geist; Fünf Sinne, d. h. Äther, Luft, Feuer, Wasser, Erde. Purusha wird oft als der Prakriti untergeordnet betrachtet, wie auch die drei Gunas, d. h. Sattwa, Rajas und Tamas. (Siehe Tabelle 1. zur Samkhya-Philosophie der Schöpfung.)

Prakriti hat Form, Farbe und Eigenschaften. Prakriti ist wählende Bewusstheit, Göttlicher Wille, das Eine, das zum Vielen werden will. Das Universum ist das Kind, das aus dem Schoß der Prakriti, der Göttlichen Mutter, hervorgeht.

Prakriti erschafft alle Formen im Universum, während Purusha Zeuge dieser Schöpfung ist. Prakriti ist die physikalische Urenergie, in der die drei Eigenschaften oder Gunas enthalten sind, die in der ganzen Natur, dem werdenden Kosmos zu finden sind.

Die drei Gunas sind Sattwa (Essenz), Rajas (Bewegung) und Tamas (Beharrungsvermögen). Diese drei sind die Grundlagen allen Seins. In Prakriti sind sie im Gleichgewicht. Wenn dieses Gleichgewicht gestört wird, wirken die Gunas aufeinander ein, was die Evolution des Universums hervorbringt.

Die erste Manifestation von Prakriti ist die Kosmische Intelligenz. Aus Mahat bildet sich das Ego (Ahamkara). Mit der Hilfe von Sattwa manifestiert sich das Ego in die fünf Sinne (Tanmatras) und in die fünf motorischen Organe hinein, wodurch das organische Universum entsteht. Mit der Hilfe von Tamas manifestiert sich das gleiche Ego in die fünf Grundelemente (Bhutas) hinein, um das anorganische Universum hervorzubringen.

Rajas ist die aktive, vitale Lebenskraft im Körper und bewegt sowohl das organische als auch das anorganische Universum jeweils zu Sattwa und Tamas hin. So sind Sattwa und Tamas inaktive, potenzielle Energien, die der aktiven kinetischen Kraft von Rajas bedürfen. Sattwa ist schöpferisches Potenzial (Brahma); Rajas ist eine erhaltende, schützende Kraft (Vishnu); und Tamas ist eine potenziell zerstörerische Kraft (Mahesha). Schöpfung (Brahma), Erhaltung (Vishnu) und Zerstörung (Mahesha) sind die drei Manifestationen des lautlosen kosmischen Urlautes Aum, die fortwährend im Universum wirken. Die nebenstehende Tabelle veranschaulicht diese Manifestation des Universums.

Die erste Wissenschaft vom Leben

Ayurveda ist ein ganzheitliches medizinisches System, das in Indien entstanden ist und dessen Anwendung dort weit verbreitet ist. Das Wort Ayurveda stammt aus dem Sanskrit und bedeutet „Wissenschaft vom Leben". Ayu bedeutet so viel wie „Leben" oder „tägliches Leben" und Veda bedeutet „Wissen". Der Ayurveda fand seine erste Niederschrift in den Veden, den ältesten überlieferten Schriften der Menschheit. Seit über 5.000 Jahren wird diese Heilkunst täglich in Indien angewandt.

Ayurveda und menschliches Potenzial

Die ayurvedische Lehre betrachtet den Menschen als einen Mikrokosmos, ein Universum für sich. Er ist ein Kind der kosmischen Kräfte der äußeren Umwelt, des Makrokosmos. Das Leben des einzelnen Menschen ist von der Manifestation des Kosmos als Gesamtheit nicht zu trennen. Ayurveda betrachtet Gesundheit und „Krankheit" aus einer ganzheitlichen Sicht, welche die Beziehung mit einbezieht, die zwischen Individuum und dem kosmischen Geist, Individuum und dem kosmischen Bewusstsein und zwischen Energie und Materie besteht.

Nach den ayurvedischen Lehren hat jeder Mensch vier biologische und spirituelle

Die Samkhya-Philosophie der Schöpfung

Purusha ist nicht-manifest, formlos, passiv, jenseits von Eigenschaften, Ursache und Wirkung, Raum und Zeit. Purusha ist reines Sein. Prakriti ist die schöpferische Kraft der Tätigkeit, der Ursprung von Form, Manifestation, Eigenschaften und der Natur. Mahat ist die Kosmische Intelligenz oder Buddhi. Ahamkara ist das Ego, das Gefühl eines Ichs. Sattwa ist Stabilität, reine Erscheinung, Erwachen, Essenz und Licht. Rajas ist dynamische Bewegung. Tamas ist statisch, potenzielle Energie, Trägheit, Dunkelheit, Unwissenheit und Materie.

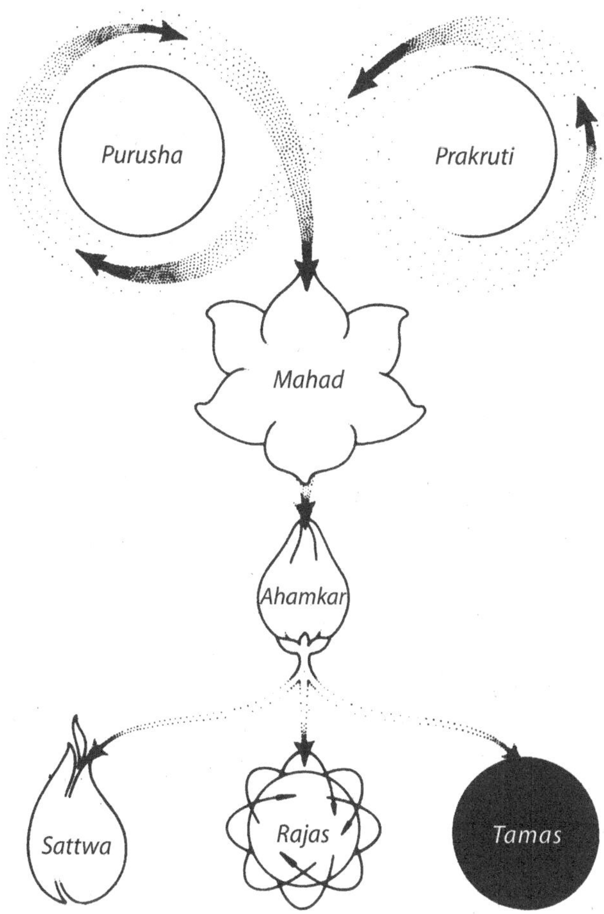

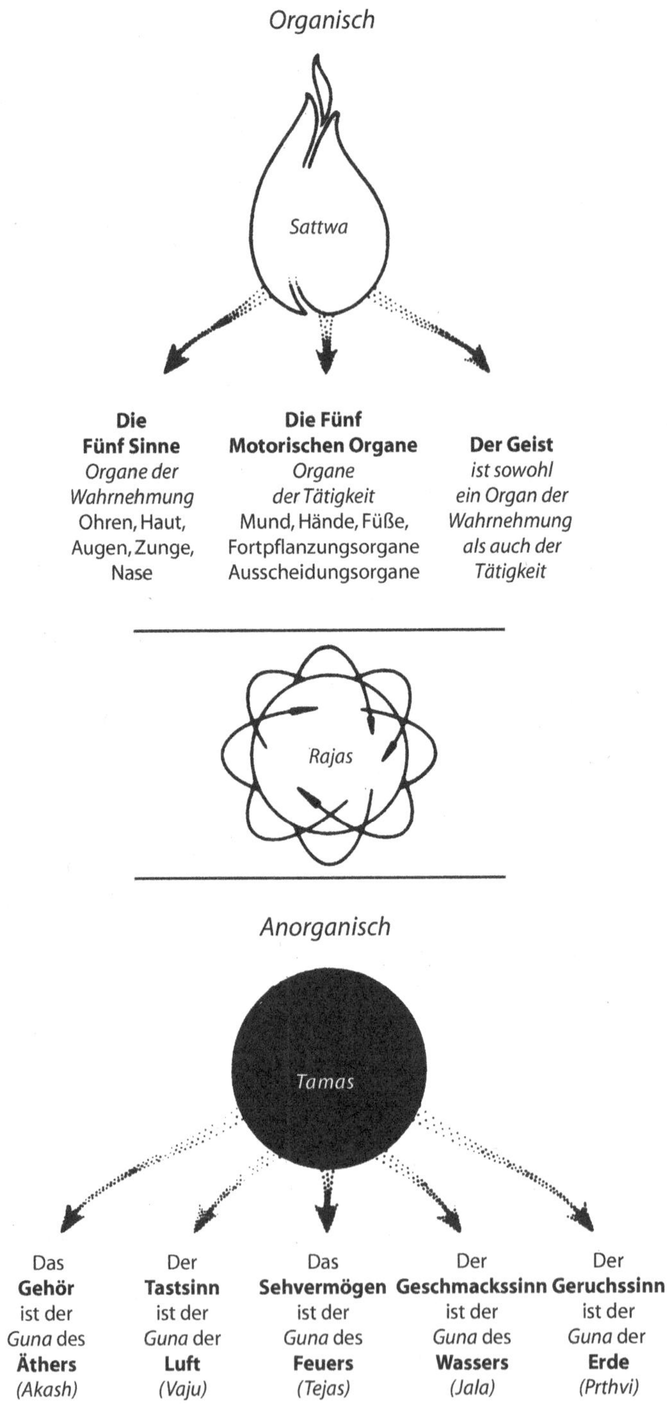
Organisch
Sattwa
Die Fünf Sinne
Organe der Wahrnehmung
Ohren, Haut, Augen, Zunge, Nase
Die Fünf Motorischen Organe
Organe der Tätigkeit
Mund, Hände, Füße, Fortpflanzungsorgane Ausscheidungsorgane
Der Geist
ist sowohl ein Organ der Wahrnehmung als auch der Tätigkeit
Rajas
Anorganisch
Tamas
Das Gehör ist der Guna des Äthers (Akash)
Der Tastsinn ist der Guna der Luft (Vaju)
Das Sehvermögen ist der Guna des Feuers (Tejas)
Der Geschmackssinn ist der Guna des Wassers (Jala)
Der Geruchssinn ist der Guna der Erde (Prthvi)

Antriebe oder Triebe: den religiösen, den finanziellen, den Fortpflanzungstrieb und den Drang nach Freiheit. Eine gute, ausgeglichene Gesundheit ist die Voraussetzung, um diese Antriebe erfüllen zu können. Ayurveda hilft dem Gesunden, seine Gesundheit zu erhalten, und dem Kranken, sie wiederzuerlangen. Ayurveda versteht sich als medizinisch-metaphysische, heilende Wissenschaft vom Leben, als Mutter aller Heilkünste. Die Anwendung des Ayurveda fördert Glück, Gesundheit und schöpferisches Wachstum.

Durch das Studium der ayurvedischen Lehre kann sich jeder praktisches Wissen über die Selbstheilung aneignen. Sind alle Energien im Körper im Gleichgewicht, lassen sich die Krankheitsvorgänge und die körperlichen Verfallserscheinungen in eindrucksvoller Weise verringern. Die Fähigkeit des Einzelnen zur Selbstheilung ist grundlegend für die Sichtweise der ayurvedischen Wissenschaft.

Ayurveda, Yoga und Tantra

Ayurveda, Yoga und Tantra sind uralte Disziplinen des Lebens, deren Ausübung in Indien sich über viele Jahrhunderte hinweg erstreckt. Sie werden in den Schriften der Veden und Upanishaden erwähnt. Yoga ist die Wissenschaft von der Vereinigung mit dem Göttlichen, mit der Wahrheit; Tantra ist die direkteste Methode, um die Energie, die die höchste Vereinigung mit der Wahrheit schafft, zu beherrschen; und Ayurveda ist die Wissenschaft vom Leben.

Sinn und Zweck jeder dieser Disziplinen ist es, den Menschen zur Langlebigkeit, Verjüngung und zur Selbstverwirklichung zu verhelfen. Ziel von Yoga und Tantra ist die Befreiung, doch sind nur wenige disziplinierte Personen im Stande, dieses höchste Ziel auf einem dieser Wege zu erreichen. Ayurveda jedoch kann von jedem erfolgreich zur Erlangung von Gesundheit und Langlebigkeit praktiziert werden.

Bei der spirituellen Evolution des Menschen bildet Ayurveda die Grundlage, Yoga den Körper und Tantra den Kopf. Um die Lehren und Praktiken von Yoga und Tantra zu verstehen, ist es zunächst erforderlich, Ayurveda zu verstehen. So bilden Ayurveda, Yoga und Tantra eine voneinander abhängige Dreiheit des Lebens, wobei keine der drei Disziplinen für sich alleine steht. Die Gesundheit von Körper, Geist* und Bewusstsein** hängt von den Kenntnissen und der Anwendung dieser drei im täglichen Leben ab.

Ayurveda und der westliche Geist

Westliche Medizin und Denkweisen neigen dazu, das Individuelle zu verallgemeinern und zu kategorisieren. Zum Beispiel sieht der Westen das, was einer Mehrzahl von Menschen gemeinsam ist, als Norm an. Nach Ansicht des Ayurveda muss die Norm individuell bewertet werden, denn jede menschliche Konstitution zeigt ihr eigenes, besonderes spontanes Temperament und ihre eigene Funktionsweise.

Im Osten werden Akzeptanz, Beobachtung und Erfahrung als Schlüssel zum Verständnis einer Sache angesehen; im Westen dagegen das Fragen, Analysieren und lo-

* Mit „Geist" sind in diesem Zusammenhang und auf den folgenden Seiten die Tätigkeiten des urteilenden Intellekts gemeint.

** „Bewusstsein" bezeichnet die intuitiven seelischen Vorgänge, die in direkter Verbindung mit dem Göttlichen Prinzip und der Quelle allen Lebens stehen.

gische Folgern. Im Allgemeinen vertraut der westliche Geist der Objektivität, während der östliche der Subjektivität mehr Bedeutung beimisst. Die östliche Wissenschaft lehrt die Überwindung der Trennung zwischen Subjektivität und Objektivität. Diese Unterschiede mögen auch der Grund sein, warum manche Abendländer Schwierigkeiten haben, die Methodik des Ayurveda zu verstehen. Viele Aussagen, die in dieser ayurvedischen Einführungsschrift gemacht werden, mögen die Frage nach dem Wie und Warum nahe legen.

Der Autor möchte seine Leser respektvoll daran erinnern, dass solche Fragen, so unvermeidlich sie auch sein mögen, nicht immer zu beantworten sind. Auch in der modernen westlichen Medizin gibt es Vorstellungen, die ihre Wirksamkeit bewiesen haben, ohne dass man die Ursachen und Hintergründe der Phänomene vollkommen verstehen würde. Zum Beispiel verwendet man Antibiotika, um Bakterien zu vernichten, die im Körper Toxine bilden, obwohl es keine erschöpfende Erklärung dafür gibt, wie und warum diese Toxinbildung der Bakterien vor sich geht. Des Weiteren ist Ayurveda eine ganzheitliche Wissenschaft im wahrsten Sinne des Wortes, deren Wahrheit sich durch die Summe vieler Elemente ergibt. Daher wird es sich als wenig ergiebig und unbefriedigend erweisen, Teilaspekte in Frage zu stellen, ehe man sich einen guten Gesamtüberblick über die ayurvedische Wissenschaft angeeignet hat. Dem Leser wird daher respektvoll empfohlen, bestimmte Aussagen, die zunächst vielleicht unbegründet erscheinen mögen, vorerst zu akzeptieren, bis er angefangen hat, das ayurvedische Wissen als Gesamtheit verstehen zu können.

II. Kapitel

Der Mensch und die Fünf Elemente

Ayurveda ist aus dem meditativen Geist der Seher der Weisheit, der Rishis, hervorgegangen. Über Jahrtausende hinweg wurden ihre Lehren von Meister zu Schüler mündlich weitergegeben und später in der Form melodiöser Sanskrit-Dichtung niedergeschrieben. Obwohl viele dieser Texte verloren gegangen sind, ist dennoch eine Fülle ayurvedischen Wissens erhalten geblieben.

Diese Weisheit, die dem Kosmischen Bewusstsein entstammt, wurde in den Herzen der Rishis intuitiv empfangen. Sie erkannten, dass das Bewusstsein eine Energie ist, die sich in fünf Grundprinzipien oder Elementen manifestiert: Äther (Raum), Luft, Feuer, Wasser und Erde. Diese Vorstellung der fünf Elemente ist ein Kernstück der ayurvedischen Wissenschaft.

Die Rishis erkannten, dass die Welt am Anfang als ein noch nicht manifest gewordener Bewusstseinszustand existierte. Aus diesem Zustand des Einheitsbewusstseins gingen die subtilen Schwingungen des lautlosen kosmischen Klanges, Aum, hervor. Aus jener Schwingung trat das Element Äther als Erstes in Erscheinung. Dann begann dieses ätherische Element sich zu bewegen – seine subtilen Bewegungen ließen das Element Luft entstehen, welches Äther in seiner aktiven, tätigen Form darstellt. Die Bewegungen des Äthers bewirkten Reibung, wodurch Hitze erzeugt wurde: Teilchen der Hitzeenergie vereinigten sich und bildeten intensives Licht, und aus diesem Licht manifestierte sich das Element Feuer.

So manifestierte sich Äther als Luft und der gleiche Äther manifestierte sich dann weiter als das Element Feuer. Durch die Hitze des Feuers hatten sich bestimmte ätherische Elemente aufgelöst und verflüssigt, wodurch das Element Wasser in Erscheinung trat, und sich dann verfestigte, um die Moleküle des Erdelements zu bilden. Auf diese Art und Weise hat sich Äther als die vier Elemente, Luft, Feuer, Wasser und Erde manifestiert.

Aus der Erde sind alle organischen Lebewesen geschaffen, einschließlich derjenigen des Pflanzenreiches, wie Kräuter und Getreidearten, und derjenigen des Tierreiches, wozu auch der Mensch gehört. Das Element Erde schließt auch die anorganischen Substanzen mit ein, die das Mineralreich bilden. So geht die gesamte Materie aus dem Schoß der fünf Elemente hervor.

Die fünf Elemente sind in jeder Form von Materie anzutreffen. Wasser liefert ein klassisches Beispiel: in seinem festen Zustand, als Eis, ist es eine Manifestation des Erdprinzips. Latente Hitze (Feuer) im Eis verflüssigt es, wodurch das Wasserprinzip zum Ausdruck kommt, und verwandelt es dann schließlich in Dampf, den Ausdruck des Luftprinzips. Der Dampf verschwindet in den Äther, oder Raum. So sind die fünf Grundelemente Äther, Luft, Feuer, Wasser und Erde in einer Substanz enthalten. Alle fünf haben ihren Ursprung in der Energie, die aus dem Kosmischen Bewusstsein hervorgegangen ist – alle fünf sind in der gesamten Materie des Universums vorhanden. Energie und Materie sind eins.

Der Mensch als Mikrokosmos

Der Mensch ist ein mikrokosmisches Abbild der Natur, weswegen die fünf Elemente, die in der ganzen Materie vorhanden sind, ebenfalls in jedem einzelnen Menschen gegeben sind. Im menschlichen Körper gibt es viele Hohlräume, die Manifestationen des Ätherelements sind, zum Beispiel im Mund, in der Nase, im Magen-Darm-Trakt, Atemtrakt, Bauch, Brustraum, in den Kapillaren, Lymphbahnen, Geweben und Zellen.

Der sich bewegende Raum wird als Luft bezeichnet. Die Luft ist das zweite kosmische Element, das Element der Bewegung. Im menschlichen Körper manifestiert sich das Luftelement in den größeren Bewegungen der Muskulatur, den Herzschlägen, dem Ein- und Ausatmen der Lunge und den Bewegungen der Magenwand und des Darms. Als Antwort auf einen Reiz findet die „Bewegung" afferenter und efferenter Nervenimpulse statt, die sensorische und motorische „Bewegungen" darstellen. Alle „Bewegungen" des Zentralnervensystems unterstehen dem Luftelement im Körper.

Das dritte Element ist Feuer. Die Quelle des Feuers und Lichts im Sonnensystem ist die Sonne, im menschlichen Körper ist es der Stoffwechsel. Feuer ist im Verdauungstrakt tätig. In der grauen Substanz der Gehirnzellen manifestiert sich das Feuer als Intelligenz. Feuer aktiviert auch die Netzhaut, die das Licht wahrnimmt. So sind Körpertemperatur, Verdauung, Denkvorgänge und Sehvermögen alles Funktionen des Feuerelements im Körper. Der ganze Stoffwechsel und alle Enzymsysteme werden von diesem Element beherrscht.

Wasser ist das vierte wichtige Element im Körper. Es manifestiert sich in den Absonderungen der Verdauungssäfte und der Speicheldrüsen, in den Schleimhäuten und im Plasma und Zytoplasma. Wasser ist unerlässlich für die Funktionen der Gewebe, Organe und der verschiedenen Systeme im Körper. So müssen zum Beispiel Austrocknungserscheinungen, die von Durchfall oder Erbrechen herrühren, sofort behandelt werden, um das Leben des Patienten zu erhalten. Da dieses Element so lebenswichtig ist, wird das Wasser im Körper als Wasser des Lebens bezeichnet.

Die Erde ist das fünfte und letzte Element des Kosmos, das im Mikrokosmos vorhanden ist. Dadurch, dass die Erde alle belebten und unbelebten Substanzen an ihrer Oberfläche festhält, wird das Leben auf dieser Ebene ermöglicht. Im Körper stammen die festen Strukturen – Knochen, Knorpel, Nägel, Muskulatur, Sehnen, Haut und Haare – vom Erdelement her.

Die Sinne

Die fünf Elemente manifestieren sich in den fünf Sinnen des Menschen, genauso wie in gewissen Funktionen seiner Physiologie. Auf diese Art und Weise haben die fünf Elemente eine direkte Beziehung zu der Fähigkeit des Menschen, die äußere Umwelt, in der er lebt, wahrzunehmen. Sie sind auch durch die Sinne mit den fünf Tätigkeiten verwandt, die durch die Funktionen der Sinnesorgane zum Ausdruck kommen.

Die Fünf Elemente, die Sinnesorgane und ihre Funktionen

Element	Sinn	Sinnesorgan	Funktion	Tätigkeits-Organ
Äther	Gehör	Ohr	Sprechen	Sprachorgane (Zunge, Stimmbänder, Mund)
Luft	Tastsinn	Haut	Festhalten	Hände
Feuer	Sehvermögen	Augen	Gehen	Füße
Wasser	Geschmacks-sinn	Zunge	Fort-pflanzung	Geschlechts-organe
Erde	Geruchssinn	Nase	Ausscheidung	Anus

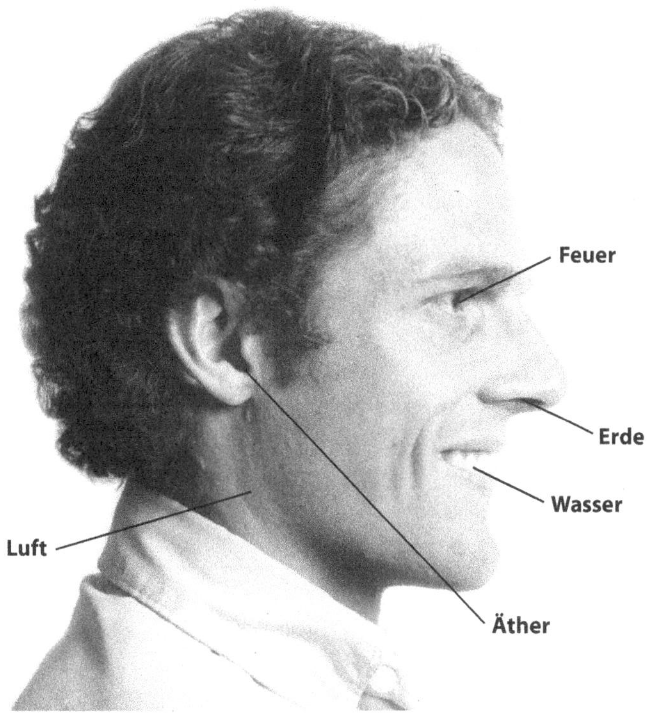

Die Grundelemente – Äther, Luft, Feuer, Wasser und Erde – sind jeweils dem Gehör, dem Tastsinn, dem Sehvermögen, dem Geschmacks- und Geruchssinn zugeordnet.

Äther ist das Medium, durch das der Schall übertragen wird. So ist das ätherische Element der Funktion des Hörens zugeordnet. Das Ohr, das Hörorgan, drückt Tätigkeit mittels dem Organ der Sprache aus, welches sinnvolle menschliche Artikulierungen ermöglicht.

Luft ist dem Tastsinn zugeordnet; das entsprechende Sinnesorgan ist die Haut. Das Tätigkeitsorgan für den Tastsinn ist die Hand. Die Haut der Hand ist besonders empfindsam, und die Hand ist für die Tätigkeiten des Haltens, Gebens und Nehmens verantwortlich.

Das Feuer, das sich als Licht, Hitze und Farbe manifestiert, ist dem Sehvermögen zugeordnet. Das Auge, das Sehorgan, lenkt die Tätigkeit des Gehens und hat so einen Bezug zu den Füßen. Ein Blinder kann gehen, doch bewegt er sich ohne bestimmte Richtung fort. Es sind die Augen, die der Tätigkeit des Gehens ihre Richtung verleihen.

Das Wasser ist dem Organ des Geschmackssinns zugeordnet; ohne Wasser kann die Zunge nicht schmecken. Die Zunge ist mit den Tätigkeiten der Genitalien (Penis und Klitoris) funktionell eng verwandt. Im Ayurveda wird der Penis oder die Klitoris als untere Zunge angesehen, während die Zunge im Mund die obere Zunge ist. Wer die obere Zunge beherrscht, beherrscht natürlich auch die untere.

Das Erdelement ist dem Geruchssinn zugeordnet. Die Nase, das Sinnesorgan, welches der Geruchswahrnehmung dient, ist in seiner Funktion mit der Tätigkeit des Anus, mit der Ausscheidung verwandt. Diese Beziehung wird am Beispiel eines Menschen verdeutlicht, der an Verstopfung oder Toxinen im Dickdarm leidet: er hat einen übelriechenden Atem und sein Geruchssinn stumpft ab.

Ayurveda betrachtet den menschlichen Körper und dessen Sinneswahrnehmungen als Manifestationen der kosmischen Energie, die sich in den fünf Elementen ausdrückt. Die alten Rishis erkannten, dass diese Elemente dem reinen Kosmischen Bewusstsein entsprungen sind. Ziel des Ayurveda ist es, es jedem Menschen zu ermöglichen, seinen Körper in eine vollkommene, harmonische Beziehung zu diesem Bewusstsein zu bringen.

III. Kapitel

Die Konstitution des Menschen

Äther, Luft, Feuer, Wasser und Erde, die fünf Grundelemente, manifestieren sich im menschlichen Körper als drei Grundprinzipien, oder Körpersäfte, die als Tridoshas bezeichnet werden. Aus den Elementen Äther und Luft tritt das Luftprinzip im Körper in Erscheinung, das Vata genannt wird. (In der Sanskrit-Terminologie wird dieses Prinzip als Vata Dosha bezeichnet.) Die Elemente Feuer und Wasser manifestieren sich zusammen im Körper als das Feuerprinzip Pitta. Die Elemente Erde und Wasser manifestieren sich als Körperflüssigkeit, die als Kapha bezeichnet wird.

Drei Elemente – Vata – Pitta – Kapha – bestimmen und regeln alle biologischen, psychologischen und physiopathologischen Funktionen des Körpers, des Geistes und des Bewusstseins. Sie wirken wie Grundbestandteile des Körpers in seinem normalen physiologischen Zustand und als Schutzschichten; ist ihr Gleichgewicht gestört, tragen sie zu den Krankheitsprozessen bei.

Die Tridoshas sind für die Entstehung der natürlichen Instinkte und für die individuellen Vorlieben für bestimmte Nahrungsmittel, ihren Geschmack, ihre Temperatur usw. verantwortlich (siehe Kapitel VIII zu einer Beschreibung der Mechanismen dieser Vorlieben). Sie regeln die Entstehung, Erhaltung und Zerstörung der Körpergewebe und die Ausscheidung von Abfallprodukten aus dem Körper. Sie sind auch für psychologische Phänomene verantwortlich, einschließlich von Emotionen wie Angst, Zorn und Gier, aber auch für menschliche Gefühle der höchsten Art wie Verständnis, Mitgefühl und Liebe. Die Tridoshas bilden so die Grundlage des psychosomatischen Lebens des Menschen.

Die Grundkonstitution eines jeden Menschen wird zum Zeitpunkt der Empfängnis festgelegt. Bei der Befruchtung vereinigt sich das Spermatozoon, eine einzelne männliche Einheit, mit der Eizelle, einer einzelnen weiblichen Einheit. Zum Zeitpunkt dieser Vereinigung wird die individuelle Konstitution durch die Vereinigung und Kombination der Luft-, Feuer- und Wasserelemente bestimmt, die sich in den Körpern der Eltern manifestieren.

Es gibt im Allgemeinen sieben Konstitutionstypen: 1.) Vata, 2.) Pitta, 3.) Kapha, 4.) Vata-Pitta, 5.) Pitta-Kapha, 6.) Vata-Kapha und 7.) Vata-Pitta-Kapha. Unter diesen sieben allgemeinen Typen gibt es unzählige subtile Variationen je nach den prozentualen Anteilen der Vata-Pitta-Kapha-Elemente an der Konstitution.

Die Konstitution wird im Sanskrit als Prakriti bezeichnet, was so viel wie „Natur", „Kreativität" oder „die erste Schöpfung" be-

Der Sitz von Vata, Pitta und Kapha

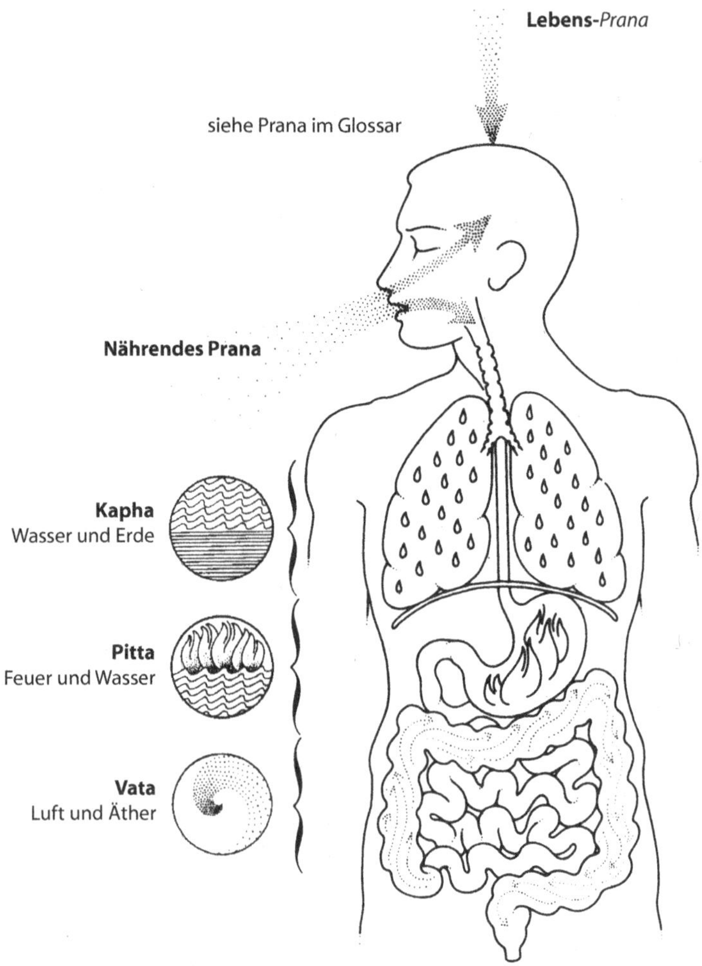

Vata kann als das Luftprinzip im Körper übersetzt werden. Der Sitz von Vata ist der Dickdarm, der Beckenraum, die Knochen, Haut, Ohren und Hüften.
Pitta wird als Feuer übersetzt und manifestiert sich als die Hitze-Energie des Körpers. Pitta unterstehen Verdauung, Resorption, Assimilation, Ernährung, Stoffwechsel, Körpertemperatur, Hautfarbe, der Glanz der Augen und auch Intelligenz und Verstehen.
Kapha hält die Elemente im Körper fest zusammen und bildet das Material für die körperliche Struktur. Kapha manifestiert sich im Brustraum, im Hals, Kopf, in den Nebenhöhlen, in der Nase, im Mund, Magen, Gelenken, Zytoplasma, Plasma und in den Sekreten des Körpers wie den Schleimabsonderungen. Voraussetzung für Gesundheit ist ein ausgeglichener Zustand unter den Doshas.

deutet. Der erste Ausdruck der fünf Grundelemente im Körper ist die Konstitution. Die Grundkonstitution eines Menschen bleibt zeitlebens unverändert, da sie genetisch festgelegt ist. Die Kombination der Elemente, die zur Zeit der Geburt gegeben war, bleibt konstant. Die Kombination der Elemente jedoch, welche die kontinuierlichen physiopathologischen Veränderungen im Körper regelt und bestimmt, ändert sich in Reaktion auf die Umwelt.

Durch das ganze Leben hindurch besteht eine ständige Wechselwirkung zwischen der inneren und der äußeren Umwelt. Die äußere Umwelt umfasst die kosmischen Kräfte (Makrokosmos), während die inneren Kräfte (Mikrokosmos) Vata-Pitta-Kapha-Prinzipien unterstehen. Im Ayurveda besagt ein Grundprinzip der Heilung, dass man durch Änderung der Ernährung und der Lebensweise unter den im Inneren des Menschen wirkenden Kräften einen Zustand des Gleichgewichts herstellen kann, um so Veränderungen in der äußeren Umwelt entgegenzuwirken und auszugleichen.

Zum Verständnis der Tridoshas

Nach den ayurvedischen Lehren ist ein klares Verständnis der drei Doshas die Grundvoraussetzung dafür, sich selbst und andere heilen zu können. Der Vata-Pitta-Kapha-Begriff ist allein dem Ayurveda zu Eigen und beinhaltet ein Potenzial, das die Heilkunde des Westens von Grund auf umgestalten könnte. Es ist jedoch recht schwierig, die Sanskritworte Vata, Pitta, Kapha und die damit verbundenen Vorstellungen in westliche Begriffe zu übertragen.

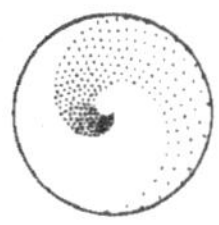

Vata ist das Prinzip der Bewegung. Das, was sich bewegt, wird Vata genannt. Daher kann man Vata als das Luftprinzip im Körper übersetzen. Das Element Luft in der äußeren Atmosphäre ist jedoch nicht dasselbe wie die Vorstellung vom Luftelement im Körper. Vata, oder das Element Luft auf den Körper bezogen, kann man als die subtile Energie, die die biologischen Bewegungen regelt, bezeichnen. Dieses biologische Prinzip der Bewegung erzeugt alle subtilen Veränderungen im Stoffwechsel. Vata setzt sich aus den beiden Elementen Äther und Luft zusammen.

Vata regelt die Atmung, den Lidschlag, die Bewegungen in den Muskeln und in den Geweben, die Herzschläge, alle Ausdehnungen und Zusammenziehungen, die Bewegungen des Zytoplasmas und der Zellmembranen und die Bewegungen der einzelnen Impulse in den Nervenzellen. Dem Vata-Prinzip unterstehen solche Empfindungen und Emotionen wie Frische, Nervosität, Angst und Furcht, Zittern und Krämpfe. Der Dickdarm, der Beckenraum, die Knochen, Haut, Ohren und Hüften sind der Sitz von Vata. Wenn sich ein Übermaß an Vata im Körper entwickelt, wird es sich in diesen Bereichen ansammeln.

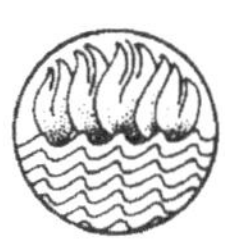

Pitta wird als Feuer übersetzt, obwohl dieser Begriff nicht wörtlich „Feuer" bedeutet. Die Flamme einer Kerze oder das Feuer im Kamin kann man sehen, die Hitze-Energie des Körpers, Pitta-Dosha, die sich als Metabolismus, als Stoffwechsel manifestiert, ist nicht in dieser Weise sichtbar. Dem Pitta unterstehen Verdauung, Resorption, Assimilation, Ernährung, Stoffwechsel, Körper-

Die Funktionen der Tridoshas

Vata (Luft und Äther)	Pitta (Feuer und Wasser)	Kapha (Wasser und Erde)
Bewegung	Körperwärme	Stabilität
Atmung	Temperatur	Energie
Natürliche Bedürfnisse	Verdauung	Bewirkt Geschmeidigkeit, 'Schmierung'
Umwandlung der Gewebe	Wahrnehmung	Öligkeit
Motorische Funktionen	Verständnis	Vergebung
Sensorische Funktionen	Hunger	Gier
Mangelnde 'Erdung'	Durst	Verhaftung
Sekretionen	Intelligenz	Ansammlung
Ausscheidungen	Zorn	Festhalten
Angst	Hass	Besitzgier
Leeregefühl	Eifersucht	
Besorgtheit		

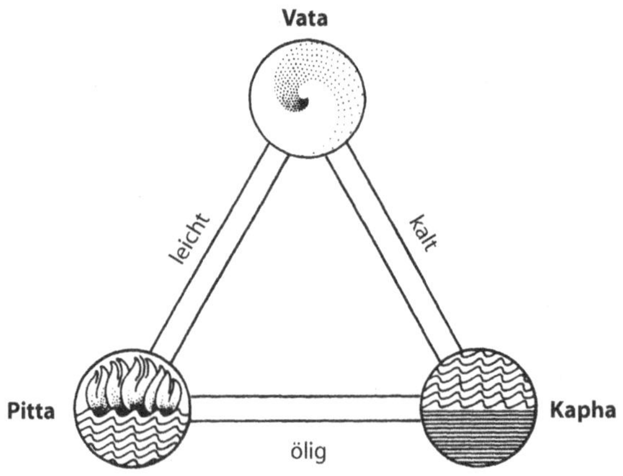

Pitta & Kapha haben Öligkeit gemeinsam

Pitta & Vata haben Leichtigkeit gemeinsam

Vata & Kapha haben Kälte gemeinsam

temperatur, Hautfarbe, der Glanz der Augen und auch Intelligenz und Verstehen. In psychologischer Hinsicht erweckt Pitta Zorn, Hass und Eifersucht. Dünndarm, Magen, Schweißdrüsen, Blut, Fettgewebe und Haut sind der Sitz von Pitta, das sich aus den beiden Elementen Feuer und Wasser zusammensetzt.

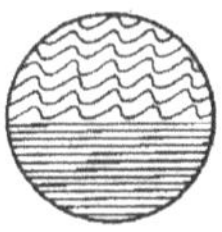

Kapha wird als biologisches Wasser übersetzt. Dieses Körperprinzip setzt sich aus den zwei Elementen Erde und Wasser zusammen. Kapha hält die Elemente im Körper fest zusammen und bildet das Material für die körperliche Struktur. Dieses Dosha hält die Abwehrkraft des Körpers aufrecht. Wasser ist der Hauptbestandteil von Kapha, und dieses Wasser des Körpers ist in physiologischer Hinsicht für die biologische Kraft und die natürliche Abwehrkraft des Gewebes verantwortlich. Kapha bildet Gelenkschmiere und -flüssigkeit, die Feuchtigkeit der Haut, fördert die Wundheilung, füllt Räume im Körper aus, verleiht biologische Kraft, Vitalität und Stabilität, unterstützt das Erinnerungsvermögen, gibt Herz und Lungen Energie und hält die natürliche Abwehrkraft aufrecht. Kapha manifestiert sich im Brustraum, im Hals, Kopf, in den Nebenhöhlen, in der Nase, im Mund, Magen, Gelenken, Zytoplasma, Plasma und in den Sekreten des Körpers wie den Schleimabsonderungen. In psychologischer Hinsicht ist Kapha verantwortlich für Gefühle der Gier, des lange bestehenden Neids und des Verhaftetseins, drückt sich aber auch in einer Neigung zur Ruhe, Vergebung und Liebe aus. Der Brustraum ist der Sitz des Kapha.

Ein ausgeglichener Zustand unter den Doshas ist Grundvoraussetzung für Gesundheit. Zum Beispiel nährt das Luftprinzip das Feuer im Körper, aber das Wasser ist notwendig, um das Feuer zu beherrschen, welches ansonsten das Gewebe verbrennen würde. Vata bewegt Kapha und Pitta, da Kapha und Pitta unbeweglich sind. Gemeinsam regeln die Tridoshas alle Stoffwechseltätigkeiten: Anabolismus (Kapha), Katabolismus (Vata) und Metabolismus (Pitta). Gerät Vata aus dem Gleichgewicht, wird eine Stoffwechselstörung mit einem übermäßigen Katabolismus, einer Zunahme der Abbauvorgänge oder der Verfallsprozesse im Körper die Folge sein. Wenn die anabolen Vorgänge die katabolen überwiegen, ist eine Beschleunigung des Wachstums und der Regeneration der Organe und Gewebe die Folge. Ein Übermaß an Pitta stört den Stoffwechsel, ein Übermaß an Kapha beschleunigt die anabolen Vorgänge und ein Zuviel an Vata führt zur Abmagerung (erhöhter Katabolismus).

In der Kindheit herrschen Anabolismus und die Kapha-Elemente vor, da in dieser Phase das größte Wachstum stattfindet. Im Erwachsenenalter treten Metabolismus und das Pitta-Element am stärksten in Erscheinung, da der Körper in dieser Phase ausgewachsen und stabil ist. Im Alter treten Katabolismus und Vata in den Vordergrund, da nun im Körper die Abbauvorgänge einsetzen.

Die Bestimmung der individuellen Konstitution

Die nachfolgende Tabelle soll dem Leser oder der Leserin bei der Bestimmung seiner, bzw. ihrer Konstitution behilflich sein. Es folgt zusätzlich eine eingehende Beschreibung der drei Konstitutionstypen. Es ist wichtig, sich zu vergegenwärtigen, dass diese Beschreibungen den reinen Aspekt jedes dieser konstitutionellen Elemente wiedergeben, sich jedoch keine individuelle Konstitution aus einem einzelnen Element zusammensetzt. Jeder Mensch ist eine Mischung aller drei Elemente, mit einer vorherrschenden Neigung zu einem oder mehreren Elementen hin.

Die Vata-Konstitution

Menschen, die eine Vata-Konstitution aufweisen, sind meist körperlich unterentwickelt. Sie sind oft flachbrüstig, wobei die Sehnen der Muskulatur und die Venen gut sichtbar sind. Sie haben einen braunen Teint, wobei die Haut kalt, rau, trocken und rissig ist. Meist sind einige Muttermale zu sehen, die eher dunkel sind.

Im Allgemeinen sind Vata-Menschen eher zu groß oder zu klein gewachsen, von zartem Knochenbau, mit hervorstehenden Gelenken und Knochenenden aufgrund der schwach entwickelten Muskulatur. Der Haarwuchs ist lockig und spärlich, die Augenwimpern dünn und die Augen ohne Glanz. Die Augen können eingesunken sein, klein, trocken, lebhaft, mit einer trockenen, schmutzig wirkenden Bindehaut. Die Nägel sind rau und brüchig. Die Nasenform ist gebogen.

In physiologischer Hinsicht sind Appetit und Verdauung wechselhaft. Vata-Menschen haben ein Verlangen nach Süßem, Saurem und Salzigem und mögen heiße Getränke. Uriniert wird in kleinen Mengen und der Stuhl ist hart, trocken und von geringer Menge. Diese Menschen neigen dazu, weniger als andere Konstitutionstypen zu schwitzen. Ihr Schlaf kann gestört sein, und sie werden mit weniger Schlaf als andere Konstitutionstypen auskommen. Sie leiden oft an kalten Händen und Füßen.

Diese Menschen sind kreativ, aktiv, wach und ruhelos. Sie reden und gehen schnell, ermüden aber rasch.

In psychologischer Hinsicht sind sie durch ein kurzes Gedächtnis, aber ein rasches Auffassungsvermögen gekennzeichnet. Sie können eine Sache sofort begreifen, sie aber rasch wieder vergessen. Sie haben wenig Willenskraft, neigen zu psychischer Labilität und haben wenig Toleranz, Selbstvertrauen oder Mut. Ihre Verstandeskräfte sind schwach. Diese Menschen sind nervös, furchtsam und haben viel unter Ängsten zu leiden.

Jeder Konstitutionstypus zeigt auch bestimmte Verhaltensweisen beim Umgang mit der äußeren Umwelt. Vata-Menschen neigen dazu, ihr Geld schnell zu verdienen und es auch rasch wieder auszugeben. So neigen sie dazu, arm zu bleiben.

Die Pitta-Konstitution

Diese Menschen sind von mittlerer Statur, schlank, wobei der Knochenbau zart sein kann. Der Brustkorb ist nicht so flach wie bei den Vata-Menschen, und die Sehnen der Muskulatur und die Venen stehen in einem normalen Ausmaß vor. Man findet viele Muttermale oder Sommersprossen, die bläulich oder bräunlichrot sind. Die Knochen treten nicht so hervor wie bei den Vata-Menschen.

---

* Die Kreise neben den Konstitutionsmerkmalen sind für diejenigen gedacht, die sich ein allgemeines Bild von ihrer konstitutionellen Zusammensetzung machen wollen. Je nachdem, welche Beschreibung zum jeweiligen Merkmal am besten passt, trägt man ein V für Vata, P für Pitta und K für Kapha in den Kreis ein. Wenn man Merkmale feststellt, die vom „eigenen" Dosha abweichen, kann dies ein Anzeichen für eine Störung dieses Doshas sein.

Die Konstitution des Menschen (Prakruti)

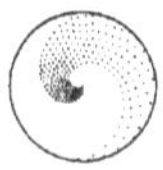 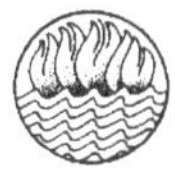 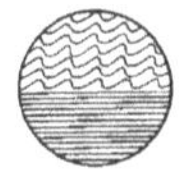

Konstitutionsmerkmal*	**Vata**	**Pitta**	**Kapha**
❍ Körperbau	dünn	durchschnittlich	schwer
❍ Körpergewicht	gering	durchschnittlich	übergewichtig
❍ Haut	trocken, rau, kühl braun, schwarz	weich, ölig, warm hell, rot, gelblich	dick, ölig, kühl, blass, weiß
❍ Haare	schwarz, trocken, gekräuselt	weich, ölig, blond, früh ergraut, rot	kräftig, ölig, gewellt, dunkel oder hell
❍ Zähne	vorstehend, groß und krumm, Zahnfleischschwund	durchschnittliche Größe, weiches Zahnfleisch, gelblich	stark, weiß
❍ Augen	klein, stumpf, trocken, braun, schwarz	scharf, durchdringend, grün, grau, gelb	groß, anziehend, blau, starke Wimpern
❍ Appetit	veränderlich, wenig	gut, übermäßig, unerträglich	nicht lebhaft, aber gleichmäßig
❍ Geschmack	süß, sauer, salzig	süß, bitter, zusammenziehend	scharf, bitter, zusammenziehend
❍ Durst	veränderlich	übermäßig	wenig
❍ Ausscheidung	trocken, hart, verstopft	weich, ölig, locker	zäh, ölig, schwer, langsam
❍ körperliche Aktivität	sehr aktiv	mäßig	lethargisch
❍ Geist	ruhelos, aktiv	aggressiv, intelligent	ruhig, langsam
❍ gefühlsmäßiges Temperament	ängstlich, unsicher, unvorhersehbar	aggressiv, reizbar, eifersüchtig	ruhig, gierig, verhaftet
❍ Glaube	veränderlich	fanatisch	stetig
❍ Gedächtnis	für Dinge, die sich kürzlich ereignet haben gut, für lang Zurückliegendes schlecht	gut	stetig, langsam, aber anhaltend
❍ Träume	ängstlich, vom Fliegen, Springen, Laufen	feurig, von Zorn, Gewalttätigkeit, Krieg	wässrig, von Flüssen, Meer, Seen, Schwimmen, romantische Träume
❍ Schlaf	wenig, unterbrochen	wenig aber fest	schwer, langandauernd
❍ Sprache	schnell	scharf und schneidend	langsam, monoton
❍ finanzielle Verhältnisse	schlecht, gibt Geld für Belangloses aus	durchschnittlich, gibt Geld für Luxusgüter aus	reich, spart Geld, gibt Geld für Essen aus
❍ Puls	drahtig, schwach, bewegt sich wie eine Schlange	mäßig, hüpfend wie ein Frosch	breit, langsam, bewegt sich wie ein Schwan

Der Pitta-Teint kann kupferfarben, gelblich, rötlich oder hell sein. Die Haut ist weich, warm und weniger faltig als die Vata-Haut. Das Haar ist dünn, seidig, rot oder bräunlich, mit einer Neigung zu vorzeitigem Ergrauen und Haarausfall. Die Augenfarbe kann grau, grün oder kupferbraun und stark ausgeprägt sein; die Augen stehen durchschnittlich weit vor. Die Bindehaut ist feucht und kupferfarben. Die Nägel sind weich. Die Nasenform ist ausgeprägt und gerade, wobei die Nasenspitze zur Röte neigt.

In physiologischer Hinsicht haben diese Menschen robuste Stoffwechselfunktionen, eine gute Verdauung und infolgedessen einen lebhaften Appetit. Menschen mit einer Pitta-Konstitution nehmen meistens große Nahrungs- und Flüssigkeitsmengen zu sich. Pitta-Konstitutionstypen haben ein natürliches Verlangen nach Süßem, Bitterem und nach Dingen, die einen zusammenziehenden Geschmack haben, und sie mögen kalte Getränke. Der Schlaf ist von normaler Dauer, ohne Unterbrechung. Die Urinmengen sind groß und der Stuhl ist gelblich, weich, flüssig und reichlich. Es besteht eine Neigung zu übermäßiger Schweißabsonderung. Die Körpertemperatur kann leicht erhöht sein. Die Hände und Füße neigen dazu, warm zu sein. Pitta-Menschen vertragen weder Sonneneinstrahlung, Hitze, noch harte Arbeit besonders gut.

In psychologischer Hinsicht haben Pitta-Menschen eine gute Auffassungsgabe. Sie sind sehr intelligent und scharfsinnig und für gewöhnlich gute Redner. In emotioneller Hinsicht neigen sie zu Hass, Zorn und Eifersucht.

Es sind ehrgeizige Menschen, die im Allgemeinen gerne Anführer sind. Pitta-Menschen wissen materiellen Wohlstand zu schätzen und leben in der Regel in gesunden wirtschaftlichen Verhältnissen. Sie lieben es, anderen Menschen ihren Wohlstand und ihre wertvollen Besitztümer zu zeigen.

Die Kapha-Konstitution

Bei Menschen, die eine Kapha-Konstitution haben, ist der Körper gut entwickelt. Sie haben aber eine ausgeprägte Neigung zum Übergewicht. Der Brustkorb ist gedehnt und breit. Die Venen und Sehnen der Kapha-Menschen sind aufgrund ihrer kräftigen Haut nicht ohne weiteres zu sehen. Ihre Muskulatur ist gut entwickelt. Die Knochen stehen weit vor.

Der Teint ist hell. Die Haut ist weich, glänzend und ölig, sie kann aber auch kalt und blass sein. Das Haar ist kräftig, dunkel, weich und gewellt. Die Iris ist dunkel oder blau und von dichter Struktur; das Weiße im Auge ist meist ein ausgeprägtes Weiß, groß und anziehend wirkend. Die Bindehäute neigen nicht zur Rötung.

In physiologischer Hinsicht haben Kapha-Menschen einen regelmäßigen Appetit, die Verdauungsfunktionen sind relativ langsam und sie nehmen weniger Nahrung zu sich. Sie bewegen sich eher langsam. Sie haben ein Verlangen nach scharfen, bitteren und zusammenziehenden Nahrungsmitteln. Der Stuhl ist weich und kann von heller Farbe sein; er wird langsam entleert. Die Schweißabsonderung ist mäßig, der Schlaf tief und langanhaltend. Sie verfügen über eine starke Lebenskraft, was sich in einem guten Durchhaltevermögen äußert. Kapha-Menschen sind im Allgemeinen gesund, glücklich und friedlich. In psychologischer Hinsicht neigen sie zu Eigenschaften wie Toleranz, Ruhe, Vergebung und Liebe, legen aber auch Charakterzüge wie Gier, Verhaftung, Neid und Besitzgier an den Tag. Ihr Auffassungsvermögen ist langsam, aber gründlich – wenn sie eine Sache einmal verstehen, wird dieses Wissen auch behalten.

Kapha-Menschen sind in der Regel reich. Sie können Geld verdienen und es auch festhalten.

Geistige Konstitutionen

Auf den geistigen und astralen Ebenen gibt es drei Eigenschaften oder Gunas, die den drei Säften entsprechen, aus denen sich die physische Konstitution zusammensetzt. In der ayurvedischen Medizin bilden diese drei Eigenschaften die Grundlage für Unterscheidungsmerkmale des menschlichen Temperaments und für individuelle Unterschiede der psychologischen und moralischen Dispositionen. Diese drei Grundeigenschaften werden als Sattwa, Rajas und Tamas bezeichnet.

Sattwa drückt Essenz, Verständnis, Reinheit, Klarheit, Mitgefühl und Liebe aus. Rajas steht für Bewegung, Aggressivität und Extraversion. Der Rajas-Geist bewegt sich auf einer sinnlichen Ebene. Tamas manifestiert sich als Unwissenheit, Trägheit, Schwere und Stumpfheit.

Menschen, die ein Sattwa-Temperament haben, verfügen über einen gesunden Körper, ihr Verhalten und Bewusstsein ist sehr rein. Sie glauben an Gott, sind religiöse und oft sehr fromme, ja heilige Menschen.

Menschen mit einem Rajas-Temperament sind an geschäftlichen Dingen, an Wohlstand, Macht, Prestige und Stellung interessiert. Sie genießen Wohlstand und sind im Allgemeinen extrovertiert. Sie glauben möglicherweise an Gott, sind aber auch plötzlichen Glaubensänderungen unterworfen. Ihr Bewusstsein für politische Belange ist sehr stark ausgeprägt.

Tamas-Menschen sind faul, eigensinnig und dazu im Stande, andere Menschen zu zerstören. Sie haben für gewöhnlich wenig Respekt für andere. Alle ihre Tätigkeiten sind egoistisch.

Ein Mensch mit einem Sattwa-Temperament kann das Selbst ohne große Anstrengung verwirklichen, während Rajas- und Tamas-Menschen mehr arbeiten müssen, um diesen Zustand zu erreichen.

Diese drei subtilen geistigen Energien sind für Verhaltensmuster verantwortlich, die durch die Praxis spiritueller Disziplinen wie Yoga verändert werden können. Der ayurvedische Arzt (Vaidya) kann diesen Prozess der Verhaltensänderung unterstützen. Er ist mit den Funktionsweisen dieser Eigenschaften – Sattwa – Rajas – Tamas – vertraut und kann durch die Beobachtung des Verhaltens und der Ernährung feststellen, welche davon im Individuum vorherrschen. Indem er diese praktischen Hinweise benützt, kann er den Patienten zu einer ausgeglicheneren geistigen und körperlichen Lebensweise führen.

IV. Kapitel

Krankheitsprozesse

Gesundheit ist Ordnung, Krankheit ist Unordnung. Im Körper gibt es eine ständige Wechselwirkung zwischen Ordnung und Unordnung. Der weise Mensch lernt das Vorhandensein von Unordnung in seinem Körper wahrzunehmen und geht dann daran, die Ordnung wiederherzustellen. Er versteht, dass in der Unordnung auch Ordnung enthalten ist, und dass so eine Rückkehr zur Gesundheit möglich ist.

Die innere Umwelt des Körpers reagiert ständig auf die äußere Umwelt. Unordnung entsteht, wenn sich diese beiden im Ungleichgewicht befinden. Um die innere Umwelt so zu verändern, dass sie mit der äußeren Umwelt im Gleichgewicht ist, muss man verstehen, wie der Krankheitsprozess innerhalb der psychosomatischen Entität zu Stande kommt. Mit Hilfe der vom Ayurveda gebotenen Erklärungen der Krankheiten ist es möglich, aus einem Zustand der Unordnung und Krankheit wieder Ordnung und Gesundheit herzustellen.

Im Ayurveda ist der Begriff der Gesundheit Grundvoraussetzung zum Verständnis der Krankheit. Und aus diesem Grunde müssen wir die Bedeutung von Gesundheit verstehen, ehe wir die Krankheit besprechen. Ein Zustand der Gesundheit besteht dann, wenn sich das ‚Feuer der Verdauung' (Agni) im Gleichgewicht befindet, unter den Körpersäften (Vata – Pitta – Kapha) Ausgeglichenheit herrscht, die drei Ausscheidungsprodukte (Harn, Stuhl und Schweiß) in normalen Mengen vom Körper gebildet werden und im Gleichgewicht sind, die Sinne ihre Funktionen normal erfüllen und Körper, Geist und Bewusstsein als Einheit harmonieren. Ist das Gleichgewicht eines dieser Systeme gestört, setzen die Krankheitsprozesse ein. Da ein Gleichgewicht der oben genannten Elemente und Funktionen für die natürliche Widerstandskraft und Abwehr verantwortlich ist, können sogar ansteckende Krankheiten einem Menschen nichts anhaben, der sich einer guten Gesundheit erfreut. So sind Störungen des Gleichgewichts in Geist und Körper für physische und psychische Schmerzen und Leid verantwortlich.

Einteilung der Krankheiten

Dem Ayurveda zufolge können Krankheiten ihrem Ursprung nach eingeteilt werden, der psychologischer, spiritueller oder körperlicher Art sein kann. Sie können auch nach dem Ort, an dem sie sich manifestieren, eingeteilt werden, also Herz, Lunge, Leber usw. Der Krankheitsprozess kann im Magen oder im Darm anfangen, sich aber am Herzen oder in den Lungen manifestieren. Krankheitsprozesse können also durchaus fern ihres Entstehungsortes auftreten. Krankheiten werden auch nach den sie verursachenden Faktoren und nach den Körper-Doshas Vata, Pitta, Kapha eingeteilt.

Krankheitsanfälligkeit

Die Anfälligkeit für Krankheiten wird durch die individuelle Konstitution bestimmt. Menschen, die z. B. eine Kapha-Konstitution haben, zeigen eine deutliche Neigung zu Kapha-Krankheiten. Sie können wiederholten Anfällen von Bronchitis, Lungenstauungen, Mandel- und Nebenhöhlenentzündungen unterworfen sein. In ähnlicher Weise neigen Menschen mit einer Pitta-Konstitution zu Leber-Gallen-Störungen, Magenübersäuerung und Magengeschwüren, Gastritis und entzündlichen Erkrankungen. Pitta-Menschen leiden auch an Störungen der Haut, wie Nesselsucht und Hautausschlägen. Vata-Menschen sind sehr anfällig für Blähungen, Schmerzen im unteren Abschnitt der Wirbelsäule, Arthritis, Ischias, Lähmungen und Neuralgien. Vata-Krankheiten haben ihren Ursprung im Dickdarm, Pitta-Krankheiten im Dünndarm und Kapha-Störungen im Magen. Sind die Säfte in diesen Bereichen aus dem Gleichgewicht geraten, werden bestimmte Zeichen und Symptome die Folge sein.

Der Verlust des Gleichgewichts, der die Krankheit hervorruft, kann seinen Ursprung in Form eines negativen Bewusstseinsanteils im Bereich des Bewusstseins haben, und sich später im geistigen Bereich manifestieren, wo der Keim der Krankheit dann möglicherweise in der Form von Zorn, Angst oder Verhaftung in den Tiefen des Unterbewusstseins liegt. Diese Emotionen werden sich schließlich durch den Geist hindurch im Körper manifestieren. Unterdrückte Angst ruft Vata-Störungen hervor; Zorn ein Übermaß an Pitta; und Neid, Gier und Verhaftung verstärken Kapha. Diese Störungen des Gleichgewichts der Tridoshas wirken sich auf die natürliche Abwehr des Körpers aus (auf das Immunsystem – Agni) und so wird der Körper für Krankheiten anfällig.

Der Verlust des Gleichgewichts, der den Krankheitsprozess bewirkt, entsteht manchmal zuerst im Körper und manifestiert sich danach in Geist und Bewusstsein. Nahrungsmittel, Lebensweisen und Umgebungen mit Eigenschaften, die denjenigen der Doshas ähnlich sind, werden sich zu dem individuellen Zustand des Körpers antagonistisch verhalten. Sie werden eine Störung des Gleichgewichts schaffen, die sich zuerst auf der körperlichen Ebene manifestiert, und sich später, durch eine Störung der Doshas, auf den Geist auswirkt. Störungen des Vata z.B. haben Angst, Depression und Nervosität zur Folge. Ein Übermaß an Pitta im Körper verursacht Zorn, Hass und Eifersucht. Wird Kapha verstärkt, sind Besitzgier, Habsucht und Verhaftung die Folge. So gibt es eine direkte Verbindung zwischen Ernährung, Lebensgewohnheiten, Umwelt und emotionalen Störungen.

Beeinträchtigungen der Körpersäfte, Vata – Pitta – Kapha haben Toxine zur Folge (Ama), die im Körper zirkulieren. Durch dieses Zirkulieren sammeln sich die Giftstoffe an den Schwachstellen des Körpers an. Stellt zum Beispiel ein Gelenk eine solche Schwachstelle dar, wird sich die Krankheit dort manifestieren. Wodurch kommen diese Toxine und Schwachstellen des Körpers zu Stande?

Agni – Der Schlüssel zu Krankheit oder Gesundheit

Agni ist das biologische Feuer, das den Stoffwechsel regelt. In seiner Funktion ist es Pitta ähnlich und kann als integrierter Bestandteil des Pitta-Systems im Körper angesehen werden, wobei es die Funktion eines katalytischen Agens bei der Verdauung und im Stoffwechsel erfüllt. Pitta enthält Hitze-Energie, die die Verdauung fördert. Diese Hitze-Energie ist Agni. Pitta und Agni sind im Grunde genommen das Gleiche, bis auf den subtilen Unterschied, dass Pitta das Enthaltende und Agni das Enthaltene darstellt.

Pitta manifestiert sich im Magen als Agni, das ‚Feuer des Magens'. Seiner Natur nach ist Agni sauer, zersetzt die Nahrungsmittel und regt die Verdauung an. Agni ist auch auf eine subtile Art und Weise mit der Bewegung von Vata verwandt, denn die Luft im Körper entfacht das Feuer im Körper. In jedem Gewebe, in jeder Zelle ist Agni vorhanden. Agni ist für die Aufrechterhaltung der Gewebsernährung und des Immunsystems verantwortlich. Agni vernichtet Mikroorganismen, fremde Bakterien und Toxine im Magen, Dünndarm und Dickdarm. Auf diese Art und Weise schützt es die physiologische Flora dieser Organe.

Die Langlebigkeit ist von Agni abhängig. Intelligenz, Verständnis, Wahrnehmung und Auffassungsvermögen sind ebenfalls Funktionen von Agni. Die Hautfarbe wird durch Agni aufrechterhalten, und das Enzymsystem und der Stoffwechsel hängen vollkommen von Agni ab. Solange Agni seine Funktion richtig erfüllen kann, werden die Vorgänge der Zersetzung, Resorption und Assimilation der Nahrung im Körper reibungslos ablaufen.

Wird Agni durch eine Störung des Gleichgewichts der Tridoshas beeinträchtigt, sind drastische Auswirkungen auf den Stoffwechsel die Folge. Die Abwehrkraft des Körpers und das Immunsystem sind gestört. Bestandteile der Nahrung bleiben unverdaut und werden nicht aufgenommen. Sie sammeln sich im Dickdarm an und verwandeln sich in eine heterogene, übelriechende, klebrige Substanz. Diese Substanz, die als Ama bezeichnet wird, verstopft die Därme und andere Kanäle des Körpers, wie die Kapillaren und Blutgefäße. Schließlich ist diese Substanz vielen chemischen Veränderungen unterworfen, die ihrerseits Toxine schaffen. Diese Toxine werden in das Blut aufgenommen und gelangen so in den allgemeinen Kreislauf. Schließlich sammeln sie sich an den Schwachstellen des Körpers an, wo sie Kontraktionen, Verstopfungen, Stagnation und Schwäche der Organe bewirken und die Immunfunktion der entsprechenden Gewebe herabsetzen. Schließlich manifestiert sich ein Krankheitszustand in den betroffenen Organen und wird dann als Arthritis, Diabetes, Herzerkrankung usw. diagnostiziert.

Die Wurzel aller Krankheiten ist Ama. Für die Entstehung von Ama gibt es viele Ursachen. Werden zum Beispiel Nahrungsmittel aufgenommen, die untereinander unverträglich sind, wird Agni, aufgrund der aus diesen schlecht verdauten Speisen gebildeten Toxine - bzw. Ama - direkt davon betroffen sein. Wenn die Zunge einen weißen Belag aufweist, ist dieses Symptom ein Anzeichen dafür, dass Ama im Dünndarm, Dickdarm oder im Magen vorhanden ist, je nachdem welcher Teil der Zunge belegt ist (siehe den Absatz und die Zeichnung zur Zungendiagnose im VI. Kapitel, Seite 55).

Ama entwickelt sich dann, wenn die Funktion von Agni verlangsamt ist; eine Überfunktion von Agni aber ist ebenfalls schädlich. Bei einer Überaktivität von Agni werden die normalen biologischen Nährstoffe in der Nahrung durch eine übermäßige Verbrennung von den Verdauungsprozessen förmlich 'verheizt', und Abmagerung ist die Folge. Dieser Zustand setzt auch die Abwehrkräfte des Körpers herab.

Unterdrückte Gefühle

Toxine entstehen auch durch emotionale Faktoren. Unterdrückter Ärger und Zorn zum Beispiel verändern die Flora von Gallenblase, Gallengängen und Dünndarm vollständig und verstärken Pitta, was entzündliche Areale an der Magen- und Dünndarmschleimhaut verursacht. In ähnlicher Weise verändern Angst und Besorgnis die Dickdarmflora. Als Folge davon wird der Bauch aufgetrieben, wobei sich Blähungen schmerzhaft im Dickdarm festsetzen. Die Schmerzen werden oft als Herz- oder Leberstörungen angesehen. Aufgrund der üblen Folgen dieser Unterdrückung wird empfohlen, weder die Gefühle, noch irgendwelche Bedürfnisse des Körpers wie Husten, Niesen oder das Abgehen von Winden zu unterdrücken.

Unterdrückte Gefühle stören das Gleichgewicht von Vata, das wiederum Agni, die Immunreaktionen des Körpers, beeinflusst. Wenn Agni geschwächt ist, können abnormale Immunreaktionen die Folge sein. Diese Reaktion kann Allergien auf bestimmte Substanzen, wie Pollen, Staub oder Blumengerüche bewirken*. Weil Allergien eine enge Beziehung zu den Immunreaktionen des Körpers haben, leiden Menschen mit einer angeborenen abnormalen Immunreaktion oft an Allergien. Zum Beispiel wird ein Mensch, der mit einer Pitta-Konstitution geboren wurde, von seiner Anlage her gegenüber scharfen, gewürzten Speisen empfindlich sein, die Pitta verstärken.

Menschen mit Kapha-Konstitutionen sind sehr empfindlich gegenüber den Speisen, die Kapha verstärken. Bei solchen Menschen bewirken Kapha-Speisen wie Milchprodukte Störungen wie Husten, Erkältungen, verstopfte Atemwege und keuchende oder asthmatische Atmung. Menschen, die Kapha-Emotionen wie Verhaftung und Gier unterdrücken, werden allergische Reaktionen auf Kapha-Nahrungsmittel bekommen.

Ayurveda empfiehlt, die Gefühle ohne Verhaftung zu beobachten und sie loszulassen, damit sie sich auflösen können. Wenn Gefühle unterdrückt werden, wird diese Unterdrückung Störungen des Geistes und schließlich des Körpers zur Folge haben.

Die drei Malas

Störungen des Gleichgewichts in anderen Systemen des Körpers, zum Beispiel in den Ausscheidungssystemen, können ebenfalls Krankheiten zur Folge haben. Der Körper bildet drei Ausscheidungsprodukte, oder Malas: den Stuhl, welcher fest ist, den Harn und den Schweiß, welche flüssig sind. Ihre Bildung und Ausscheidung ist eine absolut

* Da Allergien ihre tiefere Ursache in unterdrückten Gefühlen haben, können sie durch den Gebrauch von Antihistaminika nicht von der Wurzel her geheilt werden.
Darmparasiten sind eine andere Ursache von Allergien. Wenn zum Beispiel Nematoden oder Amöben im Dickdarm vorhanden sind, könnte sich eine Pollenallergie als Folge davon einstellen.

lebensnotwendige Voraussetzung für die Gesundheit. Harn und Stuhl werden während des Verdauungsvorgangs im Dickdarm gebildet, wo die Assimilation, Resorption und die Unterscheidung zwischen lebensnotwendigen und nicht lebensnotwendigen Substanzen stattfindet. Der Stuhl wird zur Ausscheidung zum Enddarm transportiert; der Harn wird in den Nieren gefiltert und gelangt dann zur Ausscheidung in die Blase; und der Schweiß wird durch die Poren der Haut ausgeschieden.

Obwohl sie als Ausscheidungsprodukte des Körpers betrachtet werden, sind Harn und Stuhl nicht als ausschließliche Abfallprodukte anzusehen. Zu einem gewissen Grad sind sie für die physiologische Funktion ihrer jeweiligen Organe lebenswichtig. Dem Stuhl werden zum Beispiel Nährstoffe durch die Darmwand entzogen: viele Nährstoffe befinden sich nach der Verdauungsarbeit des Magens und Dünndarms noch im Stuhl. Der Stuhl wird erst dann ausgeschieden, wenn diese Nährstoffe entzogen worden sind.

Darüber hinaus gibt der Stuhl dem Dickdarm Kraft und hält dessen Tonus aufrecht. Ein Mensch, der an Verstopfung leidet, lebt länger als jemand, der an Durchfall leidet. Wenn ein Durchfall 15 Tage lang anhält, wird der Tod die Folge sein. Ein Mensch kann jedoch durchaus längere Zeit hindurch an Verstopfung leiden, ohne dass sein Leben dadurch gefährdet wäre, obwohl es Störungen der Systeme des Körpers zur Folge hat. Verstopfung verursacht Auftreibungen, Unwohlsein, Blähungen, Leibschmerzen, Kopfschmerzen und einen schlechten Atem.

Die Harnorgane schaffen die wässrigen, mineralischen und stickstoffartigen ausscheidungspflichtigen Stoffe aus dem Körper. Der Harn wird im Dickdarm gebildet. Dieses Ausscheidungsprodukt hilft, die normale Elektrolytkonzentration der Körperflüssigkeiten aufrechtzuerhalten. Das Funktionieren dieses Malas ist abhängig von der Flüssigkeitsaufnahme, der Ernährung, der Temperatur der Umwelt und dem geistigen und körperlichen Zustand des Individuums.

Die Farbe des Harns hängt von der Ernährung ab. Leidet der Patient an Fieber, was eine Pitta-Störung ist, wird der Harn dunkelgelb oder bräunlich. Gallenfarbstoffe geben dem Harn ein grünliches Aussehen. Ein Übermaß an Pitta kann einen sehr sauren Harn zur Folge haben. Substanzen, die die Harnausscheidung anregen, wie Tee, Kaffee und Alkohol, verstärken Pitta ebenfalls.

Wenn der Körper Wasser zurückhält, ist die Harnausscheidung gering, und dieses Wasser wird sich auch im Gewebe ansammeln. Dieser Zustand wird sich wiederum auf das Blut auswirken und den Blutdruck erhöhen. Eine ausgewogene Harnbildung ist also für die Aufrechterhaltung des Blutdrucks und des Blutvolumens wichtig.

Den ayurvedischen Schriften zufolge ist der Harn ein natürliches Ausscheidungsmittel, das den Körper von Toxinen reinigt, die Aufnahmeprozesse im Dickdarm fördert sowie der Ausscheidung des Stuhls dienlich ist. Wenn man jeden Morgen eine Tasse Harn (dem Mittelstrahl entnommen) zu sich nimmt, wird dies der Reinigung und Entgiftung des Dickdarms förderlich sein.

Der Schweiß ist ein Nebenprodukt des Fettgewebes. Das Schwitzen ist notwendig, um die Körpertemperatur zu regulieren. Durch die Schweißbildung bleibt die Haut weich, ihr Tonus und ihre Elastizität werden dadurch aufrechterhalten, ebenso die Flora der Poren.

Die Harnuntersuchung

Die Körperflüssigkeiten wie das Blut (Rakta) und die Lymphe (Rasa) transportieren die Ausscheidungsprodukte (Malas) von den Geweben fort, in denen sie gebildet wurden. Die Harnorgane scheiden Wasser (Kleda), Natrium und stickstoffartige Ausscheidungsprodukte aus (Dhatu Malas). Die Nieren tragen auch dazu bei, den normalen Elektrolytbestand in den Körperflüssigkeiten aufrechtzuerhalten. Diese helfen das Volumen der Körperflüssigkeit und den Blutdruck zu regulieren und sind an der Steuerung der Bildung roter Blutkörperchen beteiligt. Auf diese Art und Weise trägt der Harn dazu bei, das Gleichgewicht der drei Säfte Vata – Pitta – Kapha und des Wassers aufrechtzuerhalten.

Klinische Harnuntersuchung: In einem sauberen Gefäß wird der Morgenharn im Mittelstrahl aufgefangen. Man beachte die Farbe. Eine schwärzlich-braune Farbe zeigt eine Vata-Störung an; eine dunkelgelbe Farbe weist auf eine Pitta-Störung hin. Auch im Falle einer Verstopfung oder wenn der Körper weniger Wasser aufnimmt, wird der Harn dunkelgelb sein. Trüber Harn weist auf eine Kapha-Störung hin. Ist eine rote Farbe im Harn zu sehen, zeigt dies eine Störung des Blutes an.

Öltropfen-Test

Mit Hilfe einer Pipette wird ein Tropfen Sesamöl in die Harnprobe gegeben. Wenn der Tropfen sich sofort verteilt, handelt es sich um eine körperliche Störung, die leicht zu heilen ist. Sinkt der Tropfen in die Mitte der Harnprobe, zeigt dies an, dass die Krankheit schwer zu heilen ist. Wenn der Tropfen bis zum Boden sinkt, kann die Krankheit sehr schwer zu heilen sein.

Verteilt sich der Tropfen in wellenartigen Bewegungen auf der Oberfläche, zeigt dies eine Vata-Störung an. Wenn der Tropfen bei seiner Verbreitung an der Oberfläche regenbogenartige Farben zeigt, ist eine Pitta-Störung gegeben. Bildet der Tropfen perlenartige Tröpfchen auf der Oberfläche des Harns, wird dadurch eine Kapha-Störung angezeigt.

Normaler Harn weist einen typischen harnartigen Geruch auf. Wenn der Harn aber einen fauligen Geruch hat, ist es ein Anzeichen dafür, dass Toxine im Körper sind. Ein säuerlicher Geruch, der eine Empfindung des Brennens bewirkt, zeigt ein Übermaß an Pitta an. Die Möglichkeit eines diabetischen Zustands wird durch einen süßlichen Geruch angezeigt. Bei diesem Zustand bekommt der Betreffende eine Gänsehaut beim Wasserlassen. Gries und Sand im Harn weisen auf die Wahrscheinlichkeit von Steinen in den Nieren oder Harnwegen hin.

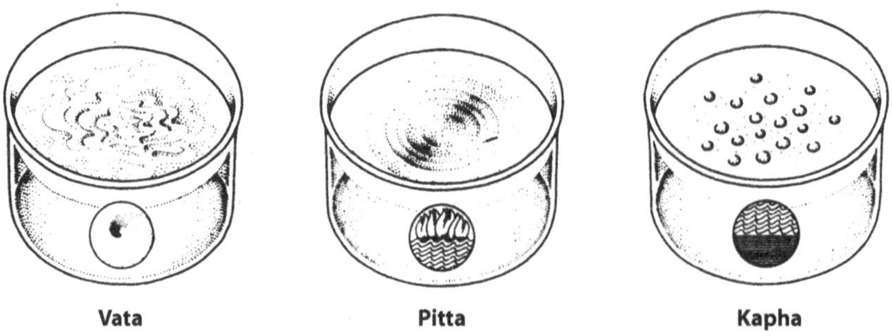

Übermäßiges Schwitzen ist eine Störung, die Pilzerkrankungen nach sich ziehen kann und die die natürliche Widerstandskraft der Haut herabsetzt. Ungenügendes Schwitzen setzt ebenfalls die Widerstandsfähigkeit der Haut herab, sie wird rau und schorfig, und es kommt zur Schuppenbildung.

Es gibt eine besondere Beziehung zwischen der Haut und den Nieren, da die Ausscheidung von Metaboliten in flüssiger Form vornehmlich eine Funktion dieser beiden Organe ist. Daher ist die Schweißabsonderung indirekt mit der Harnbildung verwandt. Wie der Harn, ist auch die Schweißabsonderung mit Pitta verwandt. Im Sommer schwitzen die Menschen reichlich, aber die Harnmengen sind kleiner, da die ausscheidungspflichtigen Stoffe durch den Schweiß abgegeben werden. Im Winter schwitzen viele Menschen weniger, und die Harnmengen sind größer.

Übermäßige Harnabsonderung kann eine zu geringe Schweißbildung zur Folge haben, und übermäßiges Schwitzen ein zu geringes Harnvolumen. Daher ist es notwendig, dass die Bildung von Schweiß und Harn ausgewogen ist. Diabetes, Psoriasis, Dermatitis und Aszites (Wassersucht) sind Beispiele von Krankheiten, die von einem gestörten Gleichgewicht von Schweiß und Harn im Körper herrühren.

Übermäßige Schweißabsonderung senkt die Körpertemperatur und führt zur Austrocknung. In der gleichen Weise führt eine übermäßige Harnausscheidung ebenfalls zur Austrocknung und verursacht auch kalte Hände und Füße.

Die sieben Dhatus

Der menschliche Körper besteht aus sieben grundlegenden und lebenswichtigen Arten von „Gewebe", die als Dhatus bezeichnet werden. Das Sanskritwort Dhatu bedeutet „aufbauendes Element". Diese sieben „Gewebe" sind für die gesamte Struktur des Körpers verantwortlich. Die Dhatus halten die Funktionen der verschiedenen Organe, Systeme und lebenswichtigen Teile des Körpers aufrecht. Sie spielen bei der Entwicklung und der Ernährung des Körpers eine sehr wichtige Rolle.

Die Dhatus sind ebenfalls Bestandteile des biologischen Schutzmechanismus. Mit der Hilfe von Agni sind sie für den Immunmechanismus verantwortlich. Wenn ein Dhatu versagt, so wirkt sich das auf den nachfolgenden Dhatu aus, da jeder Dhatu seine Ernährung vom vorangehenden erhält. Im Folgenden die sieben wichtigsten Dhatus, in ihrer fortlaufenden Reihenfolge:

1. Rasa (Plasma) enthält die Nährstoffe der verdauten Nahrung und ernährt alle Gewebe, Organe und Systeme des Körpers.
2. Rakta (Blut) regelt die Oxidation in allen Geweben und lebenswichtigen Organen und hält das Leben aufrecht.
3. Mamsa (Muskel) deckt die empfindlichen, lebenswichtigen Organe ab, führt die Bewegungen der Gelenke durch und hält die physische Kraft des Körpers aufrecht.
4. Meda (Fett) bewirkt die 'Schmierung', die Gleitfähigkeit, die Schlüpfrigkeit aller Gewebe.
5. Asthi (Knochen) verleiht der körperlichen Struktur Halt.
6. Majja (Knochenmark und Nerven) füllt die Knochenhohlräume aus und

Der Kreislauf der Nährstoffe und die Umwandlung der Dhatus

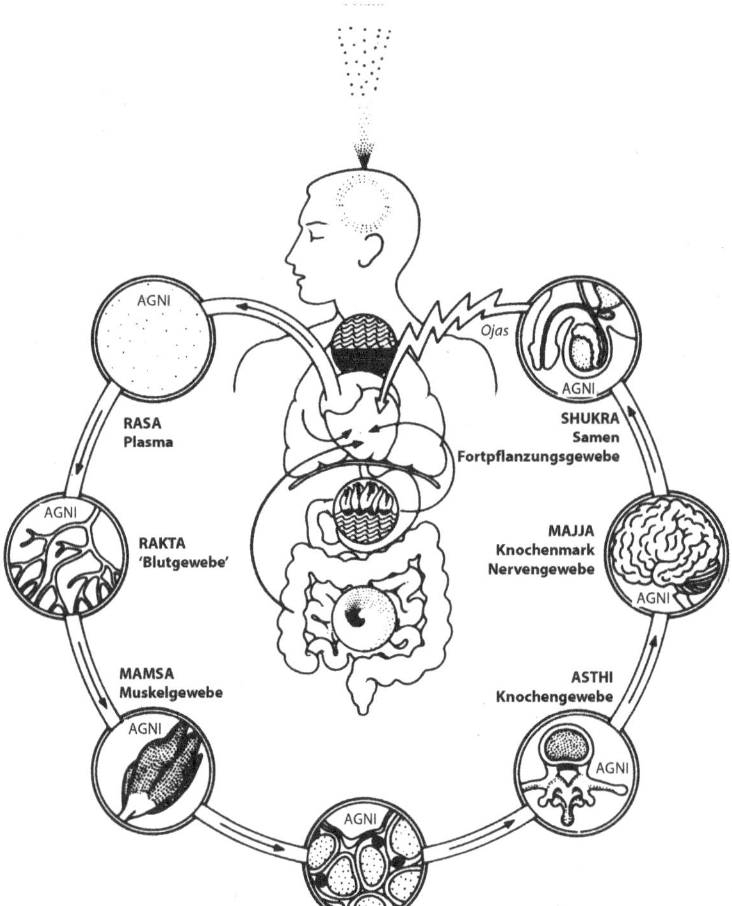

DIE SIEBEN DHATUS: 1.) RASA (Plasma) – unterhält die Funktion der Menstruation (Artava) in der Gebärmutter und die der Milchbildung (Stanya) in der Brustdrüse. **2.) RAKTA** ('Blutgewebe' oder rote Blutkörperchen) – unterhält die Muskelsehnen (Kandara) und die Blutgefäße (Sira). **3.) MAMSA** (Muskelgewebe) – unterhält die quergestreifte (willkürliche) Muskulatur (Snayu) und die Haut (Twacha). **5.) MEDA** (Fettgewebe) – unterhält das subkutane Fettgewebe (Vasa) und die Schweißbildung und Absonderung (Sveda). **6.) ASTHI** (Knochengewebe) – unterhält die Zähne (Danta), Nägel (Nakha) und Haare (Kesha). **7.) MAJJA** (Knochenmark, Nervengewebe) – unterhält die Funktion der Tränenabsonderung – (Akshivit Sneha). **8.) SHUKRA** (Samen, Fortpflanzungsgewebe) – unterhält die Funktion der Geschlechtsorgane.

ist Vermittler der motorischen und sensorischen Impulse.

7. Shukra und Artav (Fortpflanzungsgewebe) enthalten die Bestandteile aller „Gewebsarten“ und sind für die Fortpflanzung verantwortlich.

Die sieben Dhatus werden als natürliche, biologische, fortlaufende manifeste Ordnung aufgefasst. Die Nachverdauung der Nahrung, ‘Nährplasma’, Ahara Rasa genannt, enthält die Nahrung aller Dhatus. Dieses ‘Nährplasma’ wird mit Hilfe der Hitze eines jeden Dhatus, Dhatu Agni genannt, transformiert und ernährt.

Rasa wird in Rakta umgewandelt, welches sich weiter in Mamsa, Meda usw. hineinmanifestiert. Dieser Transformationsprozess ist die Folge von drei grundlegenden Tätigkeiten; der ‘Irrigation’ (die Nährstoffe gelangen durch die Blutgefäße zu den sieben Dhatus); der ‘Selektivität’ (jedes Dhatu zieht die Nährstoffe heraus, die es benötigt, um seine physiologischen Funktionen durchzuführen); und der direkten Transformation (wenn die Nährstoffe die einzelnen Dhatus passieren, wird die Nahrung zur Bildung jedes nachfolgenden Dhatus hergestellt). Diese drei Prozesse – ‘Irrigation’, ‘Selektivität’, und ‘Transformation’ – laufen bei der Bildung der sieben Dhatus gleichzeitig ab. Die Dhatus werden ernährt und transformiert, um die normalen physiologischen Funktionen der verschiedenen Gewebe, Organe und Systeme des Körpers aufrechtzuerhalten.

Ist das Gleichgewicht von Vata-Pitta-Kapha gestört, sind die Dhatus direkt davon betroffen. Störungen der Doshas (Vata, Pitta oder Kapha) und Fehlfunktionen der Dhatus sind stets direkt an den Krankheitsprozessen beteiligt. Die Gesundheit der Dhatus kann dadurch erhalten werden, dass man durch die richtige Ernährungsweise, Bewegung und ein Verjüngungsprogramm Schritte unternimmt, um Vata-Pitta-Kapha im Gleichgewicht zu halten.

V. Kapitel

Die Eigenschaften

Der Ayurveda enthält eine subtile medizinische Wissenschaft von Eigenschaften oder Qualitäten. Diese Eigenschaften werden auch Gunas genannt. Der große ayurvedische Arzt Charak entdeckte, dass allen organischen und anorganischen Substanzen wie auch allen Gedanken und Tätigkeiten bestimmte Eigenschaften zuzuordnen sind. Diese Eigenschaften enthalten potenzielle Energie, während die Tätigkeiten kinetische Energie ausdrücken. Nach dem Ayurveda gibt es zwanzig Grundeigenschaften. Die nachfolgende Tabelle zeigt diese zwanzig Eigenschaften und ihre Wirkungen.

Nach eingehender Beobachtung des Universums und des Menschen teilte Charak die zwanzig Eigenschaften in zehn Gegensatzpaare ein (z. B. heiß und kalt, langsam und schnell, stumpf und scharf, nass und trocken). Diese gegensätzlichen Kräfte arbeiten zusammen. Das Universum als Ganzes ist die Manifestation der zwei grundsätzlichsten Gegensätze, der männlichen und der weiblichen Energie. So ist es möglich, das Universum im Sinne der Wechselwirkung gegensätzlicher Kräfte, die sich als Grundeigenschaften manifestieren, zu verstehen.

Vata, Pitta und Kapha haben jeweils ihre eigenen Eigenschaften. Substanzen, die ihrerseits ähnliche Eigenschaften haben, werden aufgrund des Gesetzes, nach dem Ähnliches Ähnliches verstärkt, dazu neigen, den ihnen verwandten Körper-Dosha zu verstärken. Der Sommer hat zum Beispiel Eigenschaften, die denjenigen von Pitta ähneln – heiß, trocken, leicht, beweglich und durchdringend. Natürlich wird Pitta im Körper im Sommer zu Störungen neigen. Vata ist leicht, subtil, trocken, beweglich, rau und kalt. So wird Vata eher im Herbst, der ebenfalls diese Eigenschaften aufweist, in der Konstitution des Menschen zur Störung neigen. Kapha schließlich ist flüssig, schwer, kalt, zusammenziehend und wolkig-trüb; im Winter, wenn diese Eigenschaften in der Umwelt vorherrschen, wird das Kapha im Inneren eher zu Störungen neigen.

Nimmt jemand ständig Substanzen mit Eigenschaften zu sich, die denjenigen des Körpers entgegengesetzt sind, werden jene gegensätzlichen Eigenschaften vorherrschen und möglicherweise eine Störung verursachen. Ein Vata-Mensch hat zum Beispiel von seiner Anlage her ein Übermaß an leichten Eigenschaften. Wenn dieser Mensch jedoch ständig schwere, Kapha-verursachende Speisen zu sich nimmt, die die leichten Eigenschaften des Körpers hemmen, werden die Körpereigenschaften dieses Menschen sich über einen Zeitraum hinweg von Vata (leicht) zu Kapha (schwer) verändern. Auf diese Art und Weise können die Eigenschaften des

Die Zwanzig Eigenschaften (Gunas) und ihre Wirkungen

	Eigenschaft (Guna)	**Vermehrt**	**Vermindert**	**Wirkung**
1.	**Schwer** (Guru)	Kapha	Vata und Pitta	Vermehrt die Ernährung hinsichtlich der Masse, vermehrt die Schwere. Schafft Stumpfheit und Lethargie.
2.	**Leicht** (Laghu)	Vata, Pitta und Agni	Kapha	Unterstützt die Verdauung, vermindert Masse, reinigt. Schafft Frische, Wachheit und Mangel an „Erdung".
3.	**Langsam** (Manda)	Kapha	Vata und Pitta	Schafft Trägheit, langsames Handeln, Entspannung, Erschlaffung, Stumpfheit.
4.	**Scharf** (Tikshna)	Vata und Pitta	Kapha	Bewirkt Geschwüre, Perforation, hat eine unmittelbare Wirkung auf den Körper. Fördert Schärfe, rasches Verstehen.
5.	**Kalt** (Shita)	Vata und Kapha	Pitta	Schafft Kälte, Bewusstlosigkeit, Zusammenziehung, Angst und Unempfindlichkeit.
6.	**Heiß** (Ushna)	Pitta und Agni	Vata und Kapha	Fördert Hitze, Verdauung, Reinigung, Ausdehnung, Entzündung, Zorn und Hass.
7.	**Ölig** (Snigdha)	Pitta und Kapha	Vata und Agni	Bewirkt Glätte, Feuchtigkeit, 'Schmierung', Vitalität. Fördert Mitgefühl und Liebe.
8.	**Trocken** (Ruksha)	Vata und Agni	Pitta und Kapha	Bewirkt vermehrte Trockenheit, Resorption, Verstopfung, Nervosität.
9.	**Schleimig** (Slakshna)	Pitta und Kapha	Vata und Agni	Vermindert Rauigkeit. Vermehrt Glätte, Liebe, Fürsorge.
10.	**Rau** (Khara)	Vata und Agni	Pitta und Kapha	Verursacht Risse in der Haut, Knochenbrüche, bewirkt Sorglosigkeit, rigides Verhalten.
11.	**Dicht** (Sandra)	Kapha	Vata, Pitta und Agni	Fördert Festigkeit, Dichte und Kraft.
12.	**Flüssig** (Drava)	Pitta und Kapha	Vata und Agni	Löst auf, verflüssigt. Fördert Speichelfluss, Mitgefühl.

	Eigenschaft (Guna)	Vermehrt	Vermindert	Wirkung
13.	**Weich** (Mrudu)	Pitta und Kapha	Vata und Agni	Bewirkt Weichheit, Zartheit, Entspannung, Zärtlichkeit, Liebe, Fürsorge.
14.	**Hart** (Kathina)	Vata und Kapha	Pitta und Agni	Vermehrt Härte, Stärke, Rigidität, Egoismus, Gefühllosigkeit, Unempfindlichkeit.
15.	**Statisch** (Sthira)	Kapha	Vata, Pitta und Agni	Fördert Stabilität, Halt, Hemmung, Verstopfung, Glauben.
16.	**Beweglich** (Chala)	Vata, Pitta und Agni	Kapha	Fördert Bewegung, Zittern und Unsicherheit, Unruhe und Mangel an Glauben.
17.	**Subtil** (Sukshma)	Vata, Pitta und Agni	Kapha	Durchdringend; dringt in die feinsten Kapillaren ein. Vermehrt Emotionen, Empfindungen.
18.	**Grob** (Sthula)	Kapha	Vata, Pitta und Agni	Verursacht Hemmungen, Verstopfungen, Fettleibigkeit.
19.	**Wolkig** (Avila)	Kapha	Vata, Pitta und Agni	Heilt Frakturen. Verursacht Unklarheit, mangelhafte Wahrnehmung.
20.	**Klar** (Vishada)	Vata, Pitta und Agni	Kapha	Beruhigt; schafft Isolation, Ablenkung, Zerstreuung.

Die Eigenschaften der Tridoshas

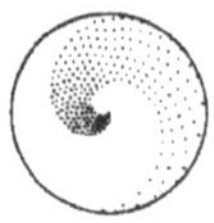
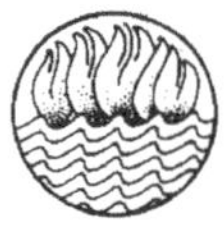
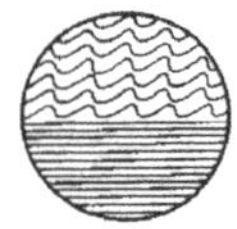

VATA	PITTA	KAPHA
trocken	ölig	schwer
leicht	durchdringend	langsam
kalt	heiß	kalt
rau	leicht	ölig
subtil	beweglich	schleimig
beweglich	flüssig	dicht
klar	saurer Geruch	weich
verteilend		statisch

Die Elemente der Tridoshas

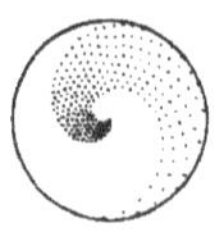
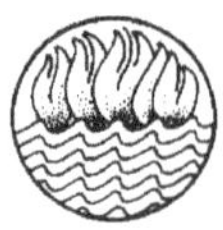
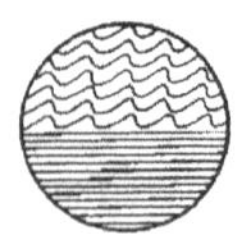

VATA	PITTA	KAPHA
Luft & Äther	Feuer & Wasser	Erde & Wasser

Die zwanzig Eigenschaften sind in 10 Gegensatzpaare gegliedert, die zusammenarbeiten. Sie alle gehen aus der Manifestation der zwei grundsätzlichsten Gegensätze, der männlichen und der weiblichen Energie des Universums hervor. Vata, Pitta und Kapha haben jeweils ihre eigenen Eigenschaften. Substanzen, die ihrerseits ähnliche Eigenschaften haben, werden aufgrund des Gesetzes, nach dem Ähnliches Ähnliches verstärkt, dazu neigen, den ihnen verwandten Körper-Dosha zu verstärken. Nimmt jemand übermäßig Substanzen mit Eigenschaften zu sich, die jenen des Körpers entgegengesetzt sind, werden jene gegensätzlichen Eigenschaften vorherrschen und möglicherweise eine Störung verursachen.

Körpers verändert werden, trotz der natürlichen Tendenzen, die der Konstitution innewohnen.

Um die ayurvedische Vorstellung der Eigenschaften richtig würdigen und verstehen zu können, sollte man lange und gründlich darüber meditieren. Die Untersuchung der Eigenschaften ist eine sehr subtile Erfahrung und erfordert stetige Bewusstheit. Wie reagieren die Sinne zum Beispiel, wenn man scharfen Paprika isst? Aufgrund der scharfen und durchdringenden Wirkung dieses Nahrungsmittels erlebt man sofort Empfindungen wie Hitze, Schweiß und ein Gefühl des Brennens im Mund. Auch am darauffolgenden Tag kann es sein, dass Harn und Stuhl ein Gefühl des Brennens verursachen.

Die Begriffe und Vorstellungen, die im Ayurveda die Pharmakologie, die Therapie und die Bereitung der Nahrung bestimmen, beruhen auf der Wirkung und Gegenwirkung der zwanzig Eigenschaften. Durch das Verständnis dieser Eigenschaften kann das Gleichgewicht der Tridoshas aufrechterhalten werden.

VI. Kapitel

Die Diagnose

Im Westen bezieht sich der Begriff der Diagnose im Allgemeinen auf das Identifizieren der Krankheit, nachdem sie bereits in Erscheinung getreten ist. Im Ayurveda versteht man jedoch unter dem Begriff der Diagnose eine ständige, aktuelle Überwachung der Wechselwirkungen zwischen Ordnung (Gesundheit) und Unordnung (Krankheit) im Körper. Der Krankheitsprozess ist eine Reaktion zwischen den Körpersäften und den 'Geweben'. Die Krankheitssymptome hängen immer mit einer Störung des Gleichgewichts der Tridoshas zusammen. Erst wenn man die Natur der Gleichgewichtsstörung versteht, kann das Gleichgewicht durch die Behandlung wiederhergestellt werden.

Der Ayurveda lehrt sehr genaue Methoden, um die Krankheitsprozesse zu verstehen, noch ehe irgendwelche offenkundigen Krankheitszeichen in Erscheinung getreten sind. Indem man die ersten Anzeichen des gestörten Gleichgewichts und der Krankheitsreaktion im Körper wahrnimmt, kann man die Natur künftiger Körperreaktionen bestimmen. Die tägliche Beobachtung des Pulses, der Zunge, des Gesichts, von Augen, Nägeln und Lippen liefert subtile Hinweise. Der Schüler des Ayurveda kann dadurch erkennen, welche pathologischen Prozesse im Körper vor sich gehen, welche Organe beeinträchtigt sind und an welchen Stellen sich Dosha und Toxine angesammelt haben. Indem man die Zeichen des Körpers einer regelmäßigen Kontrolle unterzieht, können pathologische Symptome frühzeitig entdeckt und entsprechende vorbeugende Maßnahmen ergriffen werden. Ayurveda lehrt, dass der Mensch ein lebendiges Buch ist, zu dessen Verständnis und zur Erlangung körperlichen Wohlbefindens tägliches Lesen erforderlich ist.

Die Untersuchung des Radialispulses

Wie die Darstellung zeigt, wird der Radialispuls mit den ersten drei Fingern getastet, dem Zeige-, Mittel- und Ringfinger. Um eine vollständige Untersuchung des Pulses vorzunehmen, setzt sich der Behandelnde dem Patienten gegenüber und tastet den Puls an beiden Handgelenken. Die Pulszeichen weichen rechts und links voneinander ab, weswegen man sie am besten auf beiden Seiten tastet. Nach einer Massage, nach dem Essen, Baden oder nach Geschlechtsverkehr ist es nicht sinnvoll, den Puls zu tasten. Der Puls wird ebenfalls durch das Sitzen in der Nähe einer Wärmequelle oder durch körperliche Anstrengung beeinflusst. An anderen Stellen des Körpers kann der Puls ebenfalls ertastet werden (siehe Darstellung der Pulsstellen).

Beim Tasten des eigenen Pulses bleiben Arm und Handgelenk leicht angewinkelt.

Ein wenig unterhalb des Speichenkopfes legt man drei Finger leicht auf und fühlt das Klopfen des Pulses. Der Druck der Finger wird dann leicht verringert, um die verschiedenen Bewegungen des Pulses wahrzunehmen.

Die Stellung des Zeigefingers zeigt die Pulsstelle des Vata-Dosha an. Wenn Vata in der Konstitution vorherrscht, wird der Zeigefinger hier einen starken Puls wahrnehmen. Er wird unregelmäßig und dünn sein und sich wellenartig anfühlen, wie die Bewegungen einer Schlange. Diese Art von Puls wird daher als „Schlangenpuls“ bezeichnet und zeigt eine Störung des Vata im Körper an.

Die Stellung des Mittelfingers ist die Pulsstelle des Pitta-Dosha. Herrscht Pitta in der Konstitution vor, wird der Puls unter dem Mittelfinger stärker zu fühlen sein. Dieser Puls fühlt sich lebhaft und aufgeregt an und bewegt sich wie das Hüpfen eines Frosches. Daher wird er als „Froschpuls“ bezeichnet. Dieser Puls zeigt eine Störung des Pitta an.

Wenn Kapha vorherrscht, wird das Klopfen des Pulses unter dem Ringfinger am stärksten zu fühlen sein. Dieser Puls fühlt sich kräftig an und seine Bewegungen sind den Auf- und Abwärtsbewegungen eines Schwans auf dem Wasser ähnlich, weswegen er als „Schwanenpuls“ bezeichnet wird.

Durch die Untersuchung der oberflächlichen und tieferen Pulse kann nicht nur die Konstitution, sondern auch der jeweilige Zustand der Organe festgestellt werden. Die Pulsschläge entsprechen nicht nur den Herzschlägen, sondern geben auch über die wichtigsten Meridiane Aufschluss, die die Energieströme des Prana im Körper miteinander verbinden. Diese Ströme kreisen durch das Blut und passieren so lebenswichtige Organe wie Leber, Nieren, Herz und Gehirn. Durch das Tasten der oberflächlichen und tiefliegenden Pulse kann der sensible Diagnostiker den Zustand dieser unterschiedlichen Organe feststellen. Jeder Finger ruht auf dem Meridian desjenigen Elementes, das mit dem Dosha jener Stelle zusammenhängt (siehe Darstellung der Hand). Der Zeigefinger zum Beispiel, der auf der Pulsstelle des Vata-Dosha ruht, ermittelt das Element Luft im Körper; der Mittelfinger, der auf der Pitta-Pulsstelle aufliegt, nimmt das Element Feuer wahr, und der Ringfinger, der den Kapha-Puls tastet, das Element Wasser.

Dort wo der Zeigefinger auf dem Handgelenk des Patienten aufliegt, befindet sich die Stelle, an der die Tätigkeit des Dickdarmes durch oberflächlichen Druck zu tasten ist; durch festeres, tieferes Tasten ist die Tätigkeit der Lunge festzustellen. Ist ein sehr ausgeprägtes Klopfen durch oberflächliches Tasten auf der rechten Seite zu fühlen, dann ist Vata im Dickdarm gestört; ist der tiefe Puls stark und klopfend, ist eine Lungenstauung gegeben. Der auf dem rechten Handgelenk ruhende Mittelfinger tastet den Zustand der Gallenblase mit oberflächlichem Druck und mit dem tieferen Druck denjenigen der Leber. Der Ringfinger tastet mit oberflächlichem Druck das Perikard (den Herzbeutel, die äußere Umhüllung), und durch tieferen Druck lässt sich die harmonische Beziehung von Vata-Pitta-Kapha feststellen.

Durch oberflächlichen Druck überprüft der Zeigefinger am linken Handgelenk des Patienten die Tätigkeit des Dünndarms, während die des Herzens sich durch festen Druck überprüfen lässt. Oberflächliches Tasten des Mittelfingers gibt über die Magentätigkeit Aufschluss, und tieferer Druck zeigt den Zustand der Milz an. Der Ringfinger tastet

Die Bestimmung des Pulses

Schnell, eng, schwach, kühl, unregelmäßig.

Die Pulsfrequenz beträgt
80–100 Schläge in der Minute.

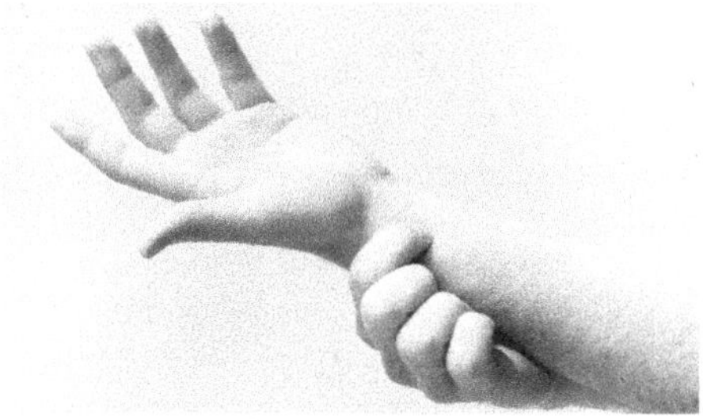

1.) Die Stellung des Zeigefingers zeigt die Vata-Pulsstelle an. Wenn dieser Puls vorherrscht, empfindet der Zeigefinger das stärkste Pulsieren. Des Weiteren fühlt sich dieser Puls schnell und schlängelnd wie die Bewegungen einer Schlange an.

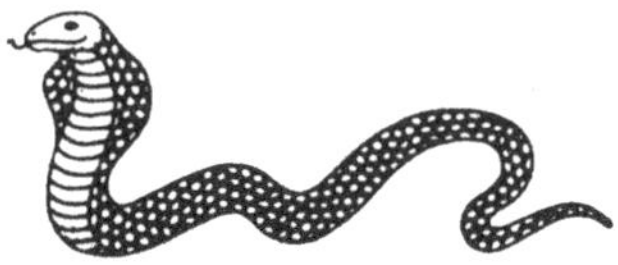

Hüpfend, aufgeregt, vorspringend, heiß, mäßig, regelmäßig.

Die Pulsfrequenz beträgt
70–80 Schläge in der Minute.

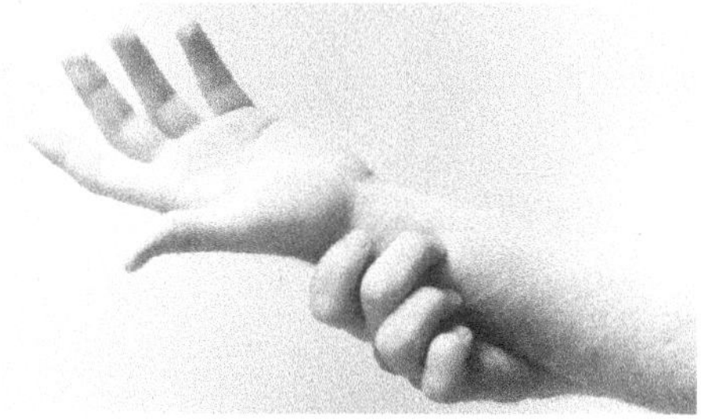

2.) Die Stellung des Mittelfingers zeigt die Pitta-Pulsstelle an. Wenn dieser Puls vorherrscht, empfindet der Mittelfinger das stärkste Pulsieren. Der Puls fühlt sich aktiv an und hüpfend wie die Bewegungen eines Frosches.

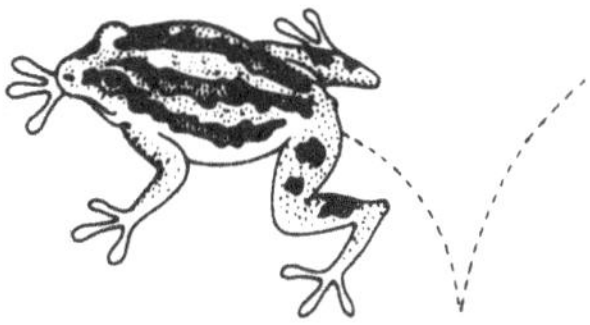

Langsam, stark, stetig, weich, breit, regelmäßig, warm.

Die Pulsfrequenz beträgt
60–70 Schläge in der Minute.

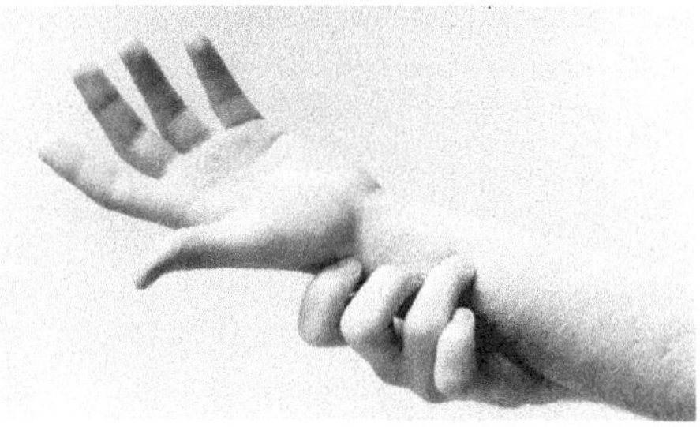

3.) Die Stellung des Ringfingers zeigt die Kapha-Pulsstelle an. Wenn dieser Puls vorherrscht, empfindet der Ringfinger das stärkste Pulsieren. Der Puls ist langsam und fühlt sich an wie die Auf- und Abbewegungen eines Schwanes auf dem Wasser.

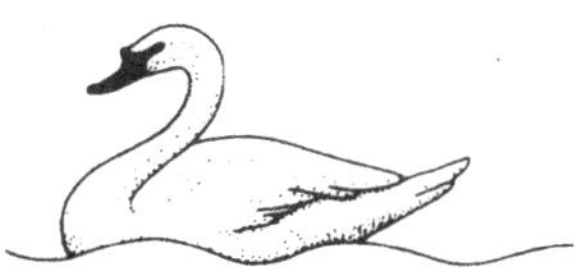

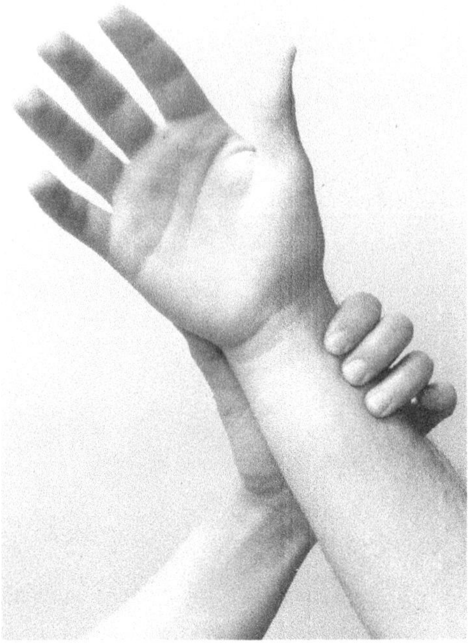

(Nadi) Pulsdiagnose

Die Untersuchung des Pulses
Der Arm ist leicht angewinkelt und das Handgelenk ein wenig nach innen gekrümmt. Um den Puls zu fühlen, werden die drei Finger oberflächlich aufgelegt. Um die verschiedenen Arten der Pulsbewegung zu fühlen, wird der Druck ein wenig gelockert.

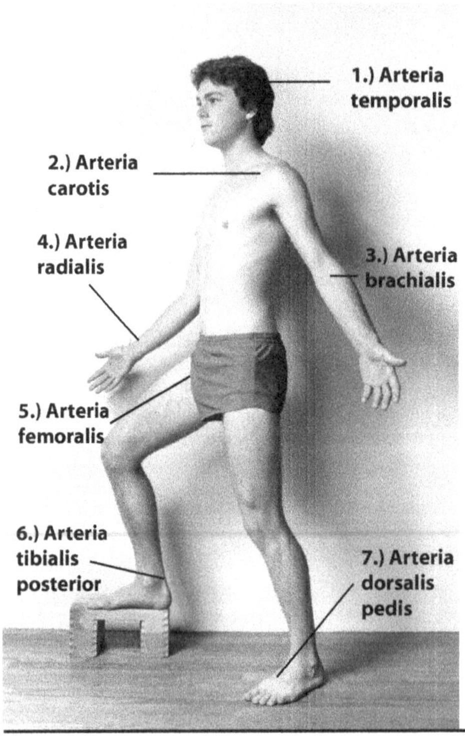

Pulsstellen

Der Puls kann untersucht werden: 1.) An der Arteria temporalis, oberhalb der Schläfe an der Seite des Kopfes. 2.) An der Arteria carotis, der Halsschlagader, oberhalb des Schlüsselbeines seitlich am Hals. 3.) An der Arteria brachialis, in der Armbeuge. 4.) An der Arteria radialis, am Handgelenk innen. 5.) An der Arteria femoralis, an der Innenseite des Oberschenkels, dort, wo sich der Übergang zum Becken vollzieht. 6.) An der Arteria tibialis posterior, an der Rückseite des Knöchels. 7.) An der Arteria dorsalis pedis, am Fußrücken.

Der Puls und die Organe

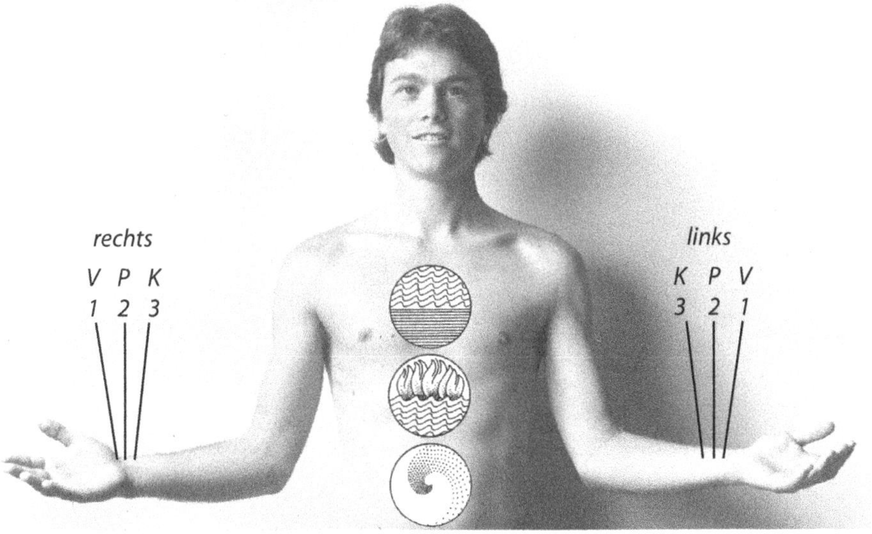

Oberflächlicher Druck:
1.) Dünndarm
2.) Magen
3.) Blase

Tiefer Druck:
1.) Herz
2.) Milz
3.) Niere

Oberflächlicher Druck:
1.) Dickdarm
2.) Gallenblase
3.) Perikard

Tiefer Druck:
1.) Lunge
2.) Leber
3.) Vata-Pitta-Kapha

Der Puls sollte nicht untersucht werden: 1.) Nach einer Massage. 2.) Nach dem Essen oder nach Alkoholgenuss. 3.) Nach dem Sonnenbaden. 4.) Nachdem man in der Nähe einer Wärmequelle gesessen hat. 5.) Nach schweren körperlichen Anstrengungen. 6.) Nach dem Geschlechtsverkehr. 7.) Wenn man Hunger verspürt. 8.) Während eines Bades.

Pulsfrequenz nach Lebensalter. 1.) Ungeborenes in der Gebärmutter – 160. 2.) Säugling nach der Geburt – 140. 3.) Zwischen der Geburt und dem ersten Lebensjahr – 130. 4.) Zwischen dem ersten und zweiten Lebensjahr – 100. 5.) Zwischen dem dritten und dem siebten Lebensjahr – 95. 6.) Vom achten bis zum vierzehnten Lebensjahr – 80. 7.) Der Durchschnitt beim Erwachsenen – 72. 8.) Im Alter – 65. 9.) Bei Erkrankung – 120. 10.) Zur 'Zeit des Todes' – 160.

Die Meridiane und die Fünf Elemente

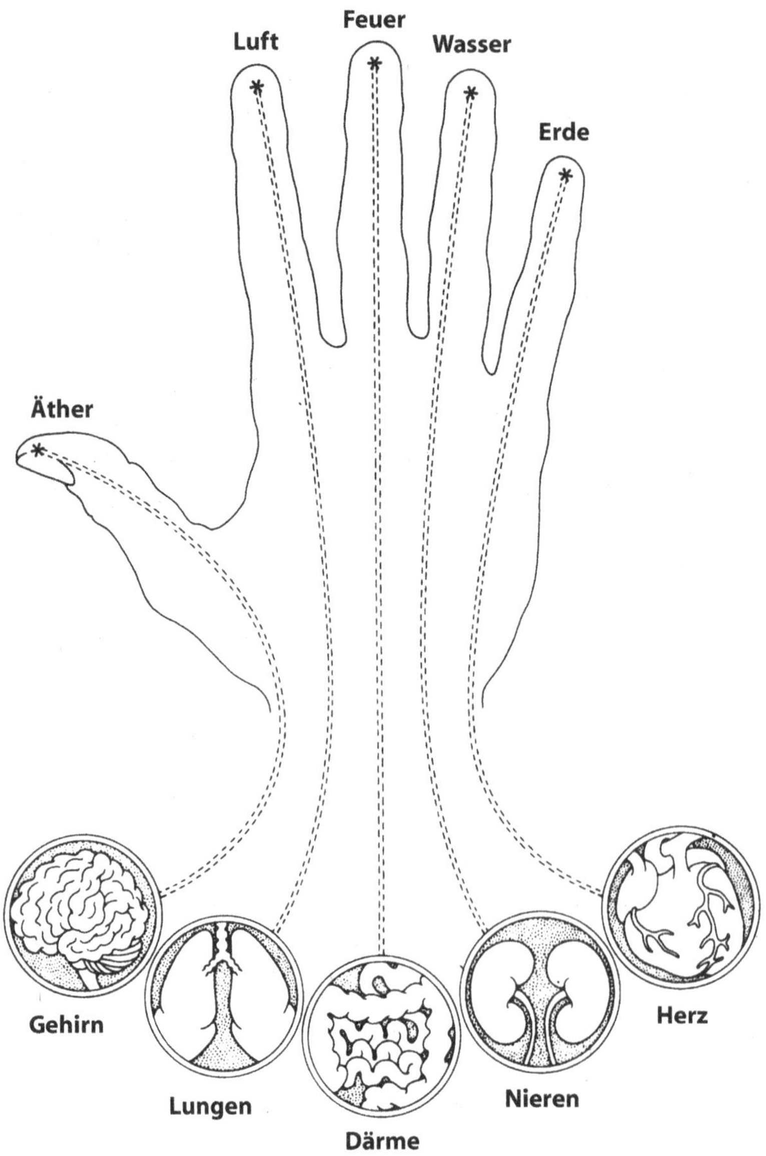

Jedem Finger ist ein Element zugeordnet. Der Daumen gehört zum Ätherelement und ist insbesondere mit dem Gehirn verbunden. Der Zeigefinger wird dem Luftelement zugeordnet und regiert die Lunge. Der Mittelfinger gehört dem Feuerelement an und hat eine Beziehung zu den Därmen. Der Ringfinger vertritt das Wasserelement und ist mit den Nieren verbunden. Der kleine Finger gehört zum Erdelement und hat einen Bezug zum Herz.

an der Oberfläche den Zustand der Blase und in der Tiefe die Funktion der Nieren. Um diese Untersuchungsmethode zu erlernen, ist Aufmerksamkeit und tägliches Üben erforderlich.

Man kann die Schwankungen des eigenen Pulses zu den unterschiedlichen Tageszeiten spüren. Veränderungen des Pulses kann man auch nach dem Wasserlassen, wenn man Hunger verspürt oder Zorn empfindet, feststellen. Indem man solche Veränderungen beobachtet, ist der erste Schritt zum Erlernen der Pulsdiagnose getan.

Zungendiagnose

Die Zunge ist das Organ der Geschmacksempfindung und der Sprache. Die Geschmackswahrnehmung ist nur mit einer feuchten Zunge möglich, mit einer trockenen Zunge sind wir dazu nicht im Stande. Die Zunge ist auch das Organ der Sprache, durch die wir Worte, Gedanken, Begriffe und Vorstellungen, Ideen und Gefühle vermitteln. Die Untersuchung dieses wichtigen Organs offenbart die Gesamtheit der Vorgänge im Körper.

Schauen Sie Ihre Zunge im Spiegel an. Beobachten Sie Größe, Form, Umriss, Oberfläche, Ränder und Farbe. Eine blasse Farbe weist auf einen anämischen Zustand oder einen Mangel an Blut im Körper hin. Eine gelbliche Farbe deutet auf überschüssige Gallenflüssigkeit in der Gallenblase oder auf eine Leberstörung hin. Eine blaue Farbe (wenn man nicht gerade Blaubeeren gegessen hat) spricht für eine Erkrankung des Herzens.

Wie die Darstellung zeigt, werden die verschiedenen Bereiche der Zunge den verschiedenen Organen zugeordnet. Wenn bestimmte Zungenareale Verfärbungen, Vertiefungen oder Erhöhungen aufweisen, sind Störungen der jeweiligen Organe gegeben. Sind zum Beispiel Zahneindrücke am Zungenrand zu sehen, ist dies ein Anzeichen für mangelhafte Resorptionsprozesse im Darm.

Ein Zungenbelag weist auf Toxine im Magen, Dickdarm oder Dünndarm hin. Ist nur der hintere Teil der Zunge betroffen, sind die Toxine im Dickdarm; ein Belag im mittleren Abschnitt der Zunge weist auf Toxine im Magen und Dünndarm hin.

Eine Furche in der Zungenmitte ist ein Anzeichen dafür, dass im Bereich der Wirbelsäule Gefühle zurückgehalten werden. Wenn diese Linie Kurven aufweist, ist dies ein Hinweis auf eine mögliche pathologische Abweichung in der Krümmung der Wirbelsäule.

Antlitzdiagnose

Das Gesicht ist der Spiegel des Geistes. Die Linien und Furchen des Gesichts geben über vieles Aufschluss. Wenn Störungen und Krankheiten gegeben sind, werden die Anzeichen dafür im Gesicht zu sehen sein. Längsfalten der Stirn deuten auf tiefsitzende Sorgen und Ängste hin. Eine stehende Linie zwischen den Augenbrauen auf der rechten Seite zeigt, dass Gefühle in der Leber unterdrückt werden. Eine stehende Linie zwischen den Augenbrauen auf der linken Seite zeigt, dass die Milz der Sitz von aufgestauten Gefühlen ist.

Eine deutliche Schwellung der unteren Augenlider ist ein Anzeichen für eine Nierenstörung. Eine schmetterlingsförmige Verfärbung auf der Nase oder den Wangen knapp unterhalb der Nierenregion (siehe Darstellung) bedeutet, dass der Körper ent-

Zungendiagnose (Jihva)

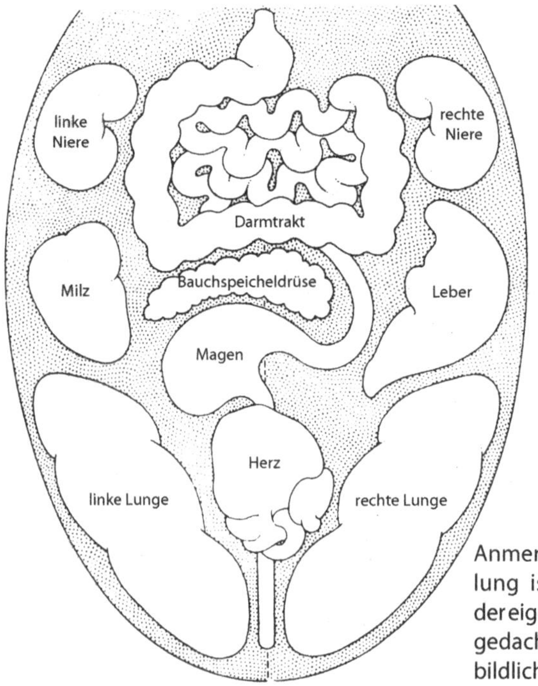

Anmerkung: Diese Darstellung ist zur Untersuchung der eigenen Zunge im Spiegel gedacht und daher spiegelbildlich gezeichnet.

Zeichen und Zustände: Eine Verfärbung und/oder eine Empfindlichkeit eines besonderen Zungenareals zeigen eine Störung des jeweiligen, dem Zungenabschnitt zugeordneten Organs an (siehe Darstellung). Eine weißliche Zunge weist auf eine Kapha-Störung hin; eine rote oder gelb-grüne Zunge zeigt eine Pitta-Störung an; und eine schwarze bis braune Verfärbung ist schließlich ein Hinweis auf eine Vata-Störung. Eine ausgetrocknete Zunge ist ein Symptom, das für eine Abnahme des Dhatu Rasa (Plasma) spricht, während eine blasse Zunge eine Verminderung des Dhatu Rakta (rote Blutzellen) anzeigt.

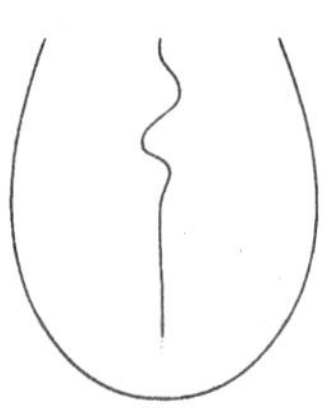

Rückenschmerzen im unteren Abschitt der Wirbelsäule
(krumme Mittellinie)

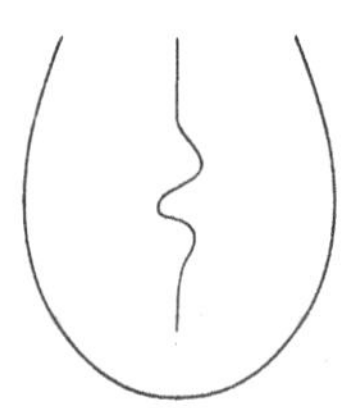

Rückenschmerzen im mittleren Bereich der Wirbelsäule
(krumme Mittellinie)

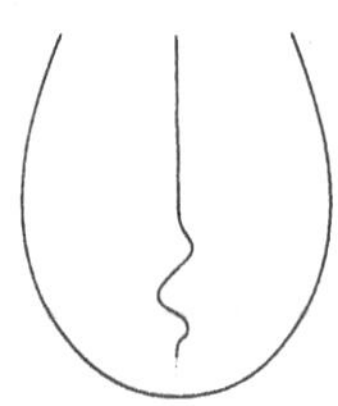

Schmerzen im Bereich der Halswirbelsäule
(krumme Mittellinie)

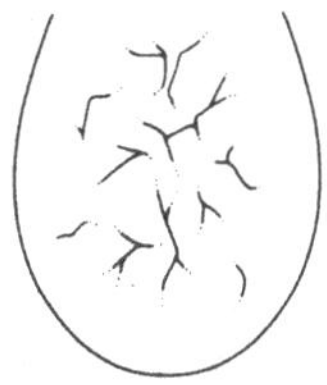

Chronische Vata-Störung im Dickdarm
(Risse)

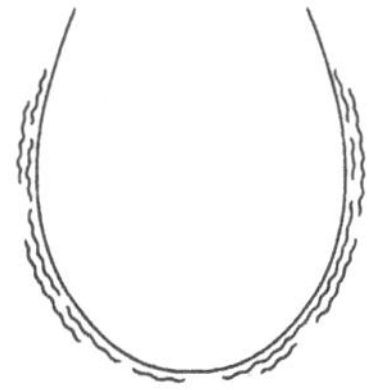

Tiefsitzende Angst oder Sorgen
(Zittern)

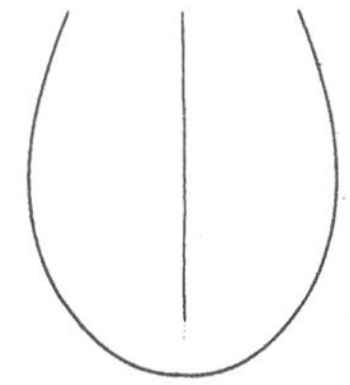

Gefühle, die sich im Wirbelsäulenbereich festgesetzt haben
(Mittellinie)

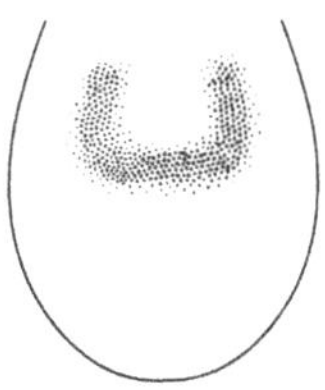

Überempfindlicher Darmtrakt

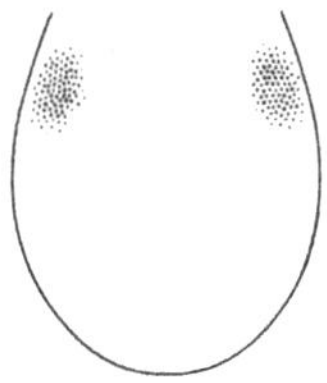

Nierenstörungen

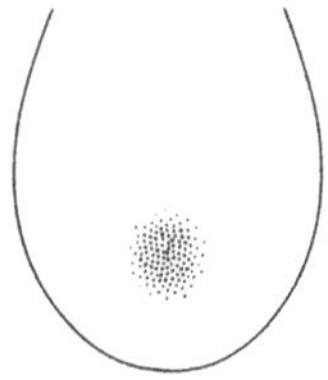

Schwaches Herz

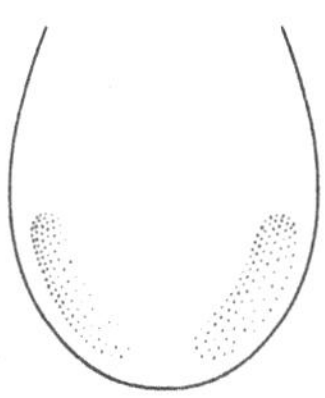

Schwache Lungen
(Vertiefungen)

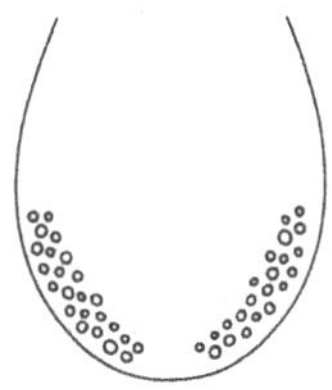

Bronchitis
(Schaum)

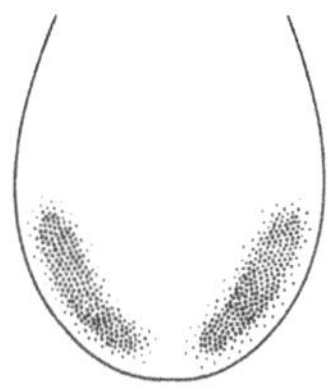

Lungenentzündung
(braune Verfärbungen)

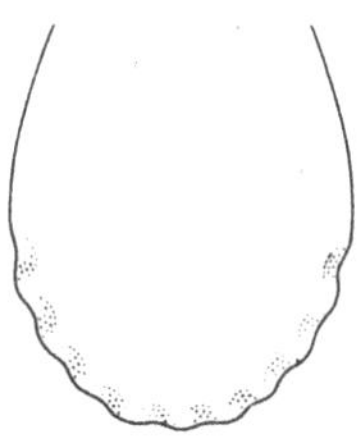

Mangelnde Reabsorption der Nährstoffe
(Zahneindrücke)

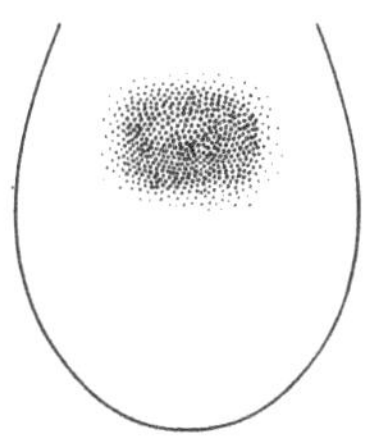

Toxine im Dickdarm
(weiß)

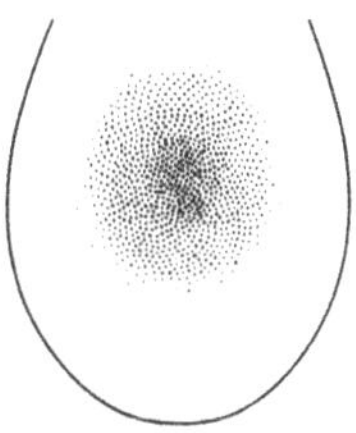

Toxine im Magen-Darmtrakt
(weiß, rotes Umfeld)

Anmerkung: Diese Darstellung ist zur Untersuchung der eigenen Zunge im Spiegel gedacht und daher spiegelbildlich gezeichnet.

weder Eisen oder Folsäure nicht aufnimmt und dass die Verdauung aufgrund mangelhaften Agnis nicht richtig arbeitet.

Im Allgemeinen kann ein Mensch mit einer Vata-Konstitution nicht zunehmen. Die Wangen werden daher hohl und eingefallen sein. Ein Mensch, der einen verlangsamten Stoffwechsel hat (Kapha-Konstitution) hält Wasser und Fett zurück und hat daher runde, volle Wangen.

Die Form der Nase kann auch einen Hinweis auf die Konstitution geben. Eine spitze Nase kann Pitta anzeigen; eine stumpfe Nase Kapha; und eine krumme Nase Vata.

Lippendiagnose

Wie andere charakteristische Teile des Körpers (zum Beispiel Zunge, Nägel, Gesicht, Augen) sind auch die Lippen ein Spiegel des Gesundheits- oder Krankheitszustandes der verschiedenen Organe des Körpers.

Man beachte die Größe, Form, Oberfläche, Farbe und Kontur der Lippen. Trockene und raue Lippen weisen auf Austrocknungsprozesse oder eine Vata- Störung hin. Nervosität und Angst führen auch zu Trockenheit und Zittern der Lippen. Ist eine Anämie gegeben, werden die Lippen blass. Eine schwärzlich-bräunliche Verfärbung der Lippen findet man als Folge chronischen Rauchens. Wiederholtes Auftreten von entzündlichen Stellen an den Lippenrändern deuten auf das Vorhandensein eines Herpes und einer chronischen Pitta-Störung hin. Zahlreiche blassbraune Flecken auf den Lippen sind ein Anzeichen für eine schwache Verdauung oder Würmer im Dickdarm. Eine Gelbfärbung der Lippen ist bei Gelbsucht zu beobachten. Bei Herzstörungen sind blaue Lippen infolge von Sauerstoffmangel zu sehen. Verfärbungen der verschiedenen Lippenareale deuten auf eine Störung des jeweilig zugeordneten Organs hin (siehe Darstellung).

Nageldiagnose

Nach ayurvedischer Ansicht sind die Nägel ein 'Abfallprodukt' der Knochen. Schauen Sie sich die Größe, Form, Oberfläche und Kontur Ihrer Nägel an. Beobachten Sie auch, ob die Nägel biegsam, weich und zart sind, oder ob sie spröde sind und leicht brechen.

Trockene, krumme und raue Nägel, die leicht brechen, weisen darauf hin, dass Vata im Körper vorherrscht. Weiche, zarte, rosafarbene Nägel, die sich leicht biegen lassen und ein wenig schimmern, deuten auf ein Vorherrschen von Pitta. Sind die Nägel dick, kräftig, weich und stark glänzend mit einer gleichmäßigen Kontur, dann herrscht Kapha vor.

Längsrillen der Nägel zeigen eine Malabsorption des Verdauungssystems an. Querrillen sind ein Anzeichen für mangelhafte Ernährung oder eine lange bestehende Krankheit. Manchmal werden die Nägel vorstehend, konvex und knollenförmig, wie das Ende eines Trommelstockes. Dieser Zustand wird als Trommelschlägelfinger bezeichnet und zeigt eine Lungen- und Herzschwäche an. Löffelförmige Nägel, die so konkav sind, dass sie einen Wassertropfen aufnehmen könnten, treten bei Eisenmangelzuständen auf. Weiße Flecken im Nagel sind ein Anzeichen für einen Zink- oder Kalkmangelzustand.

Blasse Nägel findet man bei Anämie, übermäßige Röte hingegen bei einem Überschuss an roten Blutkörperchen. Gelbe Nägel zeigen eine schwache Leber oder

Antlitzdiagnose

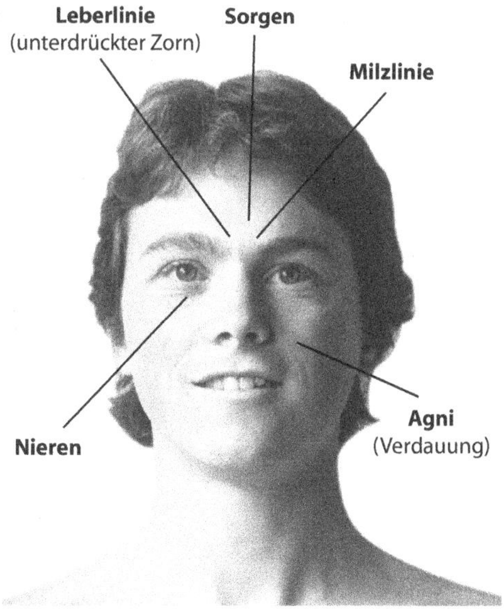

Lippendiagnose (Ostha)

Zeichen und Zustände: Vata-Lippen sind dünn und trocken. Pitta-Lippen sind rot, und Kapha-Lippen sind wulstig und ölig. Trockene oder rissige Lippen zeigen Austrocknung und eine Vata-Störung an. Blasse Lippen sind ein Hinweis auf eine Anämie. Braune Flecken sind ein Anzeichen für chronische Verdauungsstörungen und können das Vorhandensein von Würmern im Darm anzeigen. Herpesbläschen oder Geschwüre an den Lippen weisen auf eine Pitta-Störung hin. Zitternde Lippen sind ein Anzeichen von Angst oder Besorgtheit.

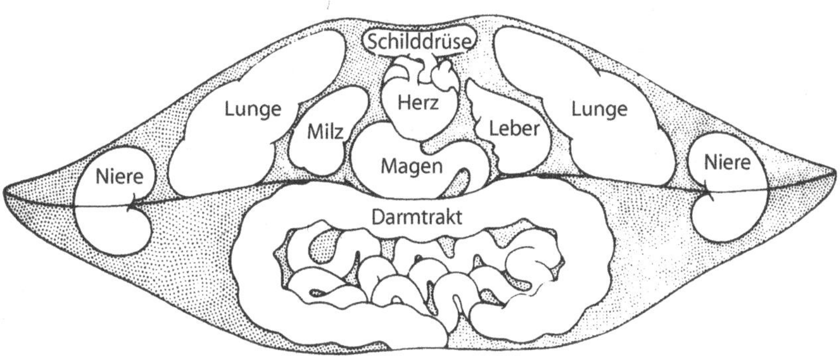

Anmerkung:
Diese Darstellung ist zur Untersuchung der eigenen Lippen gedacht und daher spiegelbildlich.

Nageldiagnose

Zeichen und Zustände: Die Färbung des Nagels kann eine besondere Störung anzeigen. Ein blasser Nagel ist ein Hinweis auf eine Anämie. Ein gelber Nagel ist ein Anzeichen für eine schwache Leber, während ein blauer Nagel auf schwache Lungen und ein schwaches Herz hinweist. Wenn der Nagelmond (der Halbmond an der Nagelbasis) eine blaue Verfärbung aufweist, so ist dies ein Anzeichen für eine Leberstörung. Ein rötlicher Mond zeigt eine Schwäche an.

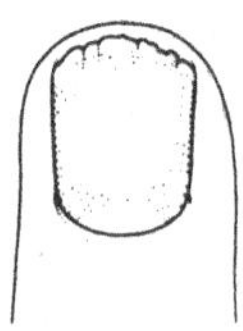

VATA

brüchig

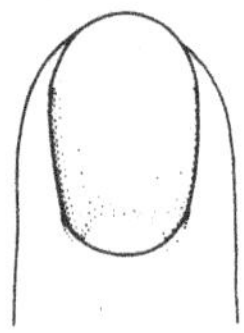

PITTA

weich, rosa und zart

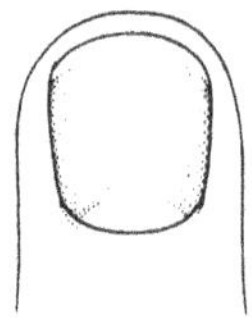

KAPHA

dick, kräftig, ölig

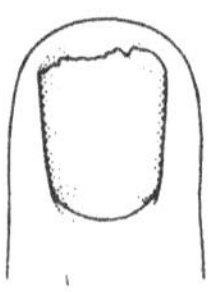

Nervosität

Vata-Störung
(abgebissener Nagel)

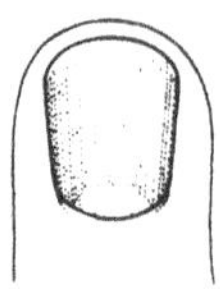

Malabsorption

Vata-Störung
(Bildung von Längsrillen)

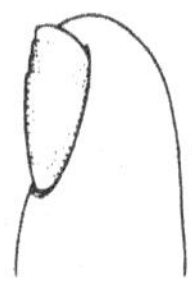

Schlechter Ernährungszustand

Störung des Agni
(Stufenbildung in der Nageloberfläche)

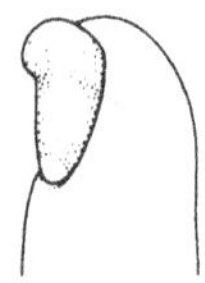

Chronische Infektion der Lunge

Kapha-Störung
(Verdickung am Ende des Nagels)

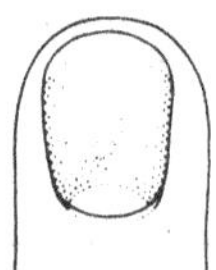

Kalzium- oder Zinkmangelzustand

(weiße Flecken)

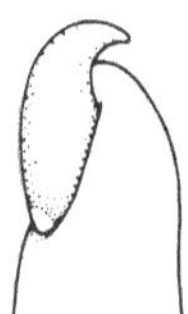

Chronischer Husten

Kapha-Störung
(„Papageienschnabel“)

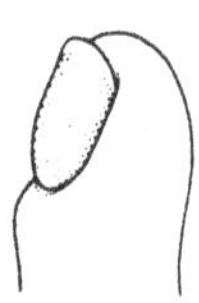

Schwäche des Herzens und der Lunge

Wenig Prana
(Trommelschlegel)

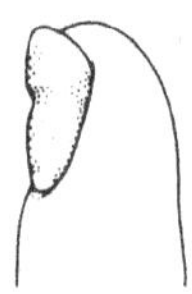

Chronisches Fieber oder chronische Krankheit

(ausgeprägte Querrille)

Gelbsucht an. Blaue Nägel findet man bei Herzschwäche.

Die einzelnen Finger werden bestimmten Organen zugeordnet. Der Daumennagel entspricht dem Gehirn und dem Schädel, der Zeigefinger der Lunge. Der Mittelfinger hat einen Bezug zum Dünndarm und der Ringfinger zur Niere. Der kleine Finger ist dem Herzen zugeordnet. Ein weißer Fleck auf dem Ringfingernagel zeigt Kalkablagerungen in der Niere an. Befindet sich ein weißer Fleck auf dem Mittelfingernagel, gibt es Kalk im Darm, der nicht aufgenommen wird. Ein weißer Fleck auf dem Zeigefinger zeigt Kalkablagerungen in der Lunge an.

Augendiagnose

Kleine Augen mit häufigem Lidschlag zeigen ein Vorherrschen von Vata im Körper an. Ein übermäßig häufiger Lidschlag zeigt tiefsitzende Nervosität, Besorgtheit und Furcht an. Hängende Oberlider sind ein Anzeichen für Unsicherheitsgefühle, Furcht oder Mangel an Selbstvertrauen und gestörtes Vata. Große, schöne und anziehende Augen findet man bei Kapha-Konstitutionen.

Pitta-Augen sind glänzend und lichtempfindlich, das Weiß des Auges ist gerötet und es besteht eine Neigung zur Kurzsichtigkeit. Nach ayurvedischer Ansicht erhalten die Augen ihre Kraft direkt vom grundlegenden, vom Ur-Feuerelement her. So trifft man bei Menschen mit einer Pitta-Konstitution, die ein Übermaß an Feuer im Körper haben, oft auf eine Lichtüberempfindlichkeit der Augen.

Vorstehende Augen weisen auf eine Fehlfunktion der Schilddrüse hin. Bei blasser Bindehaut liegt eine Anämie vor, bei gelblicher Verfärbung eine Leberschwäche.

Man sollte auch die Farbe, Größe und Form der Iris untersuchen. Eine kleine Iris zeigt schwache Gelenke an. Ist ein weißer Ring um die Iris herum vorhanden, weist dies auf übermäßigen Salz- oder Zuckerkonsum hin. Wenn der Ring sehr ausgeprägt und sehr weiß ist (besonders bei Menschen mittleren Alters), deutet dies auf degenerative Prozesse in den Gelenken hin. Die Gelenke krachen und knirschen, und Arthritis und Gelenkschmerzen sind wahrscheinlich vorhanden. Bräunlich-schwarze Flecken in der Iris sind ein Anzeichen für Eisen im Darm, das nicht aufgenommen wird.

Im Ayurveda werden außer den diagnostischen Methoden, die auf den vorhergehenden Seiten beschrieben wurden, auch andere klinische Untersuchungsmethoden wie Palpation, Perkussion, Auskultation und die Erhebung einer Anamnese zusätzlich angewandt. Ebenfalls untersucht werden Herz, Leber, Milz, Nieren, Harn, Stuhl, Auswurf, Schweiß, Sprache und Physiognomie.

Augendiagnose

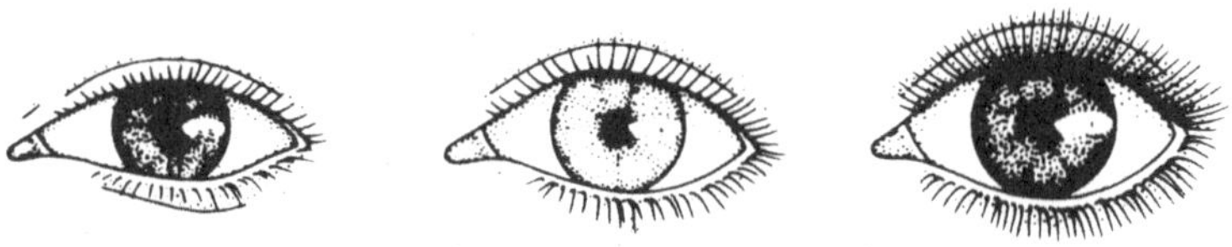

VATA **PITTA** **KAPHA**

Vata-Augen sind klein und nervös, mit herabhängenden Augenlidern und trockenen, spärlichen Wimpern. Das Weiß des Auges ist trüb, die Iris ist dunkel, grau-braun oder schwarz. Pitta-Augen sind von mittlerer Größe, leuchtend, der Blick wirkt scharf und es besteht eine große Lichtempfindlichkeit. Die Wimpern sind spärlich und ölig, während die Iris rot oder gelblich ist. Kapha-Augen sind groß, schön und feucht, mit langen, kräftigen und öligen Wimpern. Das Weiß des Auges erscheint sehr weiß, die Iris dagegen blass, blau oder schwarz.

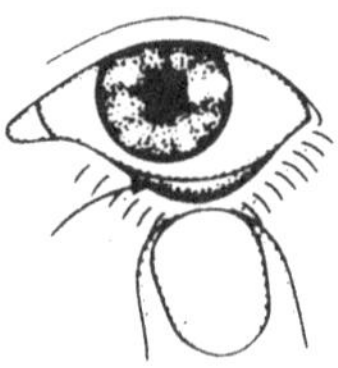

Bindehautentzündung
Pitta-Störung
(siehe Glossar)

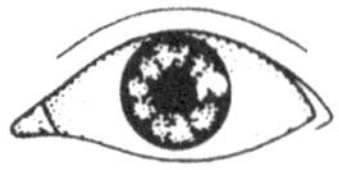

Arthritis
(kleine Iris)

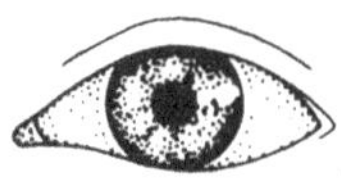

Kalziummangelzustand
Überschuss an Natrium oder Zucker im Organismus
Degeneration der Gelenke
Sklerose der Gefäße
(weißer Ring um die Iris)

Es wird Farbe, Größe und Form der Iris untersucht. Auffälligkeiten geben Aufschlüsse über Fehlfunktionen, wie beispielsweise Degenerationserscheinungen, akute Probleme oder auch Ernährungsfehler.

VII. Kapitel

Therapie

Ziel aller therapeutischen Bemühungen im Ayurveda ist es, einen ausgewogenen Zustand der Körpersäfte Vata-Pitta-Kapha herzustellen. Wie im vierten Kapitel bereits besprochen wurde, entsteht Krankheit dann, wenn das Gleichgewicht dieser drei gestört ist.

Nach den ayurvedischen Lehren wird jede Form von Therapie (ob medikamentös, oder mittels Chiropraktik, Massage, Allopathie oder jeder anderen Methode), die ohne vorhergehende Ausscheidung der Gifte erfolgt, die für die Krankheit verantwortlich sind, die Wirkung haben, dass sich diese Gifte noch tiefer im Gewebe festsetzen. Eine oberflächliche Behandlung kann eine symptomatische Besserung des Krankheitsprozesses bewirken, doch wird die grundlegende Ursache der Krankheit dadurch nicht beeinflusst, und das Problem wird in der gleichen oder in einer anderen Form wieder auftreten. Es gibt zwei Formen ayurvedischer Behandlung: die Ausscheidung von Giften und die Neutralisierung von Giften. Diese zwei Formen der Behandlung können sowohl auf der körperlichen als auch auf der emotionalen Ebene angewandt werden.

Das Loslassen von Gefühlen

Wir wollen zunächst die emotionalen oder psychologischen Faktoren behandeln. Zorn, Furcht, Besorgnis, Nervosität, Eifersucht, Habsucht und Besitzgier sind gewöhnliche menschliche Gefühle. Die meisten Menschen lernen jedoch in ihrer Kindheit, dass man diese negativen Gefühle nicht zeigen soll. Als Folge davon beginnt man schon im frühen Alter, den natürlichen Ausdruck dieser Gefühle zu unterdrücken. Die ayurvedische Wissenschaft lehrt, dass der Einzelne diese Gefühle loslassen muss, denn wenn diese Gefühle unterdrückt bleiben, werden sie Störungen des Gleichgewichts verursachen, die ihrerseits krankheitsverursachende Toxine zur Folge haben.

Die ayurvedische Methode, mit Negativität fertig zu werden, besteht darin, zuerst zu beobachten und dann loszulassen. Wenn zum Beispiel Zorn auftaucht, sollte man sich dessen ganz bewusst sein, und das Entfalten dieses Gefühls von Anfang an bis zu seinem Ende beobachten. Aus dieser Beobachtung heraus kann man etwas über die Natur des Zorns lernen und erfahren, um den Zorn schließlich ganz loszulassen. Auf diese Art und Weise kann man mit allen negativen Gefühlen verfahren. Ayurveda lehrt, dass alle negativen Gefühle durch Bewusstheit losgelassen werden können.

Furcht hängt mit Vata zusammen; Zorn mit Pitta; Gier, Eifersucht und Habsucht mit Kapha. Wenn Furcht unterdrückt wird, sind Störungen der Nieren die Folge; Zorn beeinflusst die Leber, während Gier und

Habsucht sich negativ auf Herz und Milz auswirken.

Pancha Karma

Bei vielen Krankheiten, wie übermäßige Verschleimung des Brustraums, Gallenflüssigkeit im Darm, Kapha im Magen oder Gasansammlungen im Dickdarm, können Ausleitungsverfahren angewandt werden. Diese Behandlungsmethoden heißen im Ayurveda Pancha Karma. Diese Verfahren reinigen Körper, Geist und Gefühle. Pancha bedeutet „fünf" und Karma bedeutet „Tätigkeiten" oder „Vorgang". Diese fünf grundlegenden Verfahren sind Erbrechen, Abführmittel (Purgativa oder Laxativa), arzneiliche Einläufe, die Einführung von Arzneien in die Nase, und schließlich die Reinigung des Blutes.

Die Therapie mittels Erbrechen (Vaman)

Liegt eine Lungenstauung vor, die zu wiederholten Anfällen von Bronchitis, Husten, Erkältungen oder Asthma führt, besteht die ayurvedische Behandlung aus therapeutischem Erbrechen (Vaman), um das Schleim verursachende übermäßige Kapha auszuscheiden. Als Erstes werden drei bis vier Gläser Süßholz- oder Kalmuswurzeltee verabreicht; durch Reiben der Zunge wird das Erbrechen herbeigeführt, was zurückgehaltene Gefühle freisetzt. Es können aber auch zwei Gläser Salzwasser morgens vor dem Zähneputzen eingenommen werden, was Kapha verschlimmert. Dann wird die Zunge gerieben, um Erbrechen zu bewirken. Wenn der Schleim sich dann zu lösen beginnt, erfährt der Patient eine sofortige Erleichterung. Die Stauung, die asthmatische Atmung und die Atemnot werden verschwinden und die Nebenhöhlen werden frei.

Die Brechtherapie ist auch bei Hauterkrankungen, chronischem Asthma, Diabetes, chronischen Erkältungen, Lymphstauungen, chronischen Verdauungsstörungen, Ödemen (Schwellungen), Epilepsie (zwischen den Anfällen) angezeigt, sowie bei chronischen Nebenhöhlenprozessen und wiederholten Anfällen von Mandelentzündungen.

Abführmittel (Virechan)

Wenn zu viel Galle abgesondert wird und sich in der Gallenblase, der Leber oder im Darm ansammelt, kann ein allergischer Ausschlag oder eine Hautentzündung wie Akne oder Dermatitis die Folge sein, wie auch chronisches Fieber, Aszites, biliäres Erbrechen oder Gelbsucht. Die ayurvedische Behandlung dieses Zustandes ist die Verabreichung von abführenden Mitteln (Virechan). Eine Reihe von guten Heilpflanzen kommen dafür in Frage. Sennesblättertee ist zum Beispiel ein mildes Abführmittel. Bei Menschen mit einer Vata-Konstitution kann jedoch dieser Tee möglicherweise kolikartige Schmerzen verursachen, da die peristaltischen Bewegungen des Dickdarms zu stark angeregt werden.

Ein Glas heiße Milch, dem zwei Teelöffel Ghee hinzugefügt worden sind, ist ein wirksames Abführmittel für Menschen, die eine Vata- oder Pitta-Konstitution haben (die Zubereitung von Ghee wird im Anhang C – Rezepte, beschrieben). Dieses Abführmittel, vor dem Schlafengehen eingenommen, ist bei dem übermäßigen Pitta hilfreich, das die Gallenstörung im Körper hervorruft.

In der Tat kann das Problem von übermäßigem Pitta durch Abführmittel vollständig beseitigt werden.

Beim Gebrauch von Abführmitteln ist es wichtig, die Ernährung zu überwachen. Der Patient sollte nichts essen, was den vorherrschenden Körpersaft verschlimmert oder das Gleichgewicht der drei Säfte stört (weitere Einzelheiten im VIII. Kapitel).

Bei Menschen mit wenig Agni, akutem Fieber, Durchfall, schwerer Verstopfung oder Blutungen aus dem Rektum oder aus Lungenkavernen dürfen keine Abführmittel angewandt werden. Dies gilt ebenfalls für den Fall, dass sich ein Fremdkörper im Magen befindet, nach einem Einlauf, oder in Fällen von Abmagerung, Schwäche oder einem Vorfall des Rektums.

Einlauf (Basti)

Bei der ayurvedischen Einlauftherapie (Basti) werden arzneiliche Substanzen wie Sesamöl, Kalmusöl oder Abkochungen von Heilpflanzen in den Mastdarm eingeführt. Arzneiliche Einläufe sind die vollständige, alleinige Behandlung für Vata-Störungen. Sie schaffen Abhilfe bei Verstopfung, Auftreibung, chronischem Fieber, gewöhnlichen Erkältungen, sexuellen Störungen, Nierensteinen, Herzschmerzen, Erbrechen, Schmerzen des Rückens und des Nackens und bei Übersäuerung. Vata ist ein sehr aktives Prinzip bei der Entstehung von Krankheiten und es gibt mindestens achtzig verschiedene Störungen, die mit Vata zusammenhängen. Bei achtzig Prozent dieser Krankheiten stellt Basti eine vollständige Behandlung dar.

Bei Patienten, die an Durchfall oder Blutungen aus dem Mastdarm leiden, dürfen keine arzneilichen Einläufe angewandt werden. Menschen, die an chronischen Verdauungsstörungen, Husten, Atemnot, Durchfall, Diabetes oder einer schweren Anämie leiden, sollten keine Öleinläufe bekommen; das Gleiche gilt auch für alte Menschen und Kinder unter sieben Jahren. Einläufe mit Abkochungen (Abkochungen von Heilpflanzen) dürfen nicht bei akutem Fieber, Durchfall, Erkältungen, Lähmungen, Herzschmerzen, starken Schmerzen im Bauch oder bei Abmagerung angewandt werden. Einläufe mit Öl oder Abkochungen sollten mindestens dreißig Minuten lang zur Wirkung gelangen können, am besten noch länger, wenn dies möglich ist.

Die Einführung von Arzneien in die Nase (Nasya)

Die medikamentöse Therapie über die Nasenschleimhaut wird Nasya genannt. Ein Übermaß an Körpersäften, die sich im Hals, in der Nase, den Nebenhöhlen oder im Kopfbereich angesammelt haben, werden durch die am nächsten gelegene Körperöffnung ausgeschieden. Die Nase ist sozusagen das Tor zum Gehirn und zum Bewusstsein: Prana, oder die Lebensenergie, wird mit dem Atem durch die Nase aufgenommen. Prana hält die sensorischen und motorischen Funktionen aufrecht. Die medikamentöse Therapie über die Nasenschleimhaut hilft die Störungen von Prana zu beheben, welche die höheren zerebralen, sensorischen und motorischen Funktionen betreffen.

Diese Therapie ist bei Trockenheit der Nase, Verstopfungen der Nebenhöhlen, Heiserkeit, Migräne, Krämpfen und bei bestimmten Augen- und Ohrenstörungen angezeigt. Im Allgemeinen sollte keine Therapie über die Nasenschleimhaut nach einem

Die Therapie mittels Erbrechen (Vaman)

Die Ausscheidung über die Schleimhäute der oberen Körperhälfte, „die oberen Kanäle"

Vaman ist die Reinigung von Kapha, das Lösen der Stauungen und die Ausscheidung von Schleim.

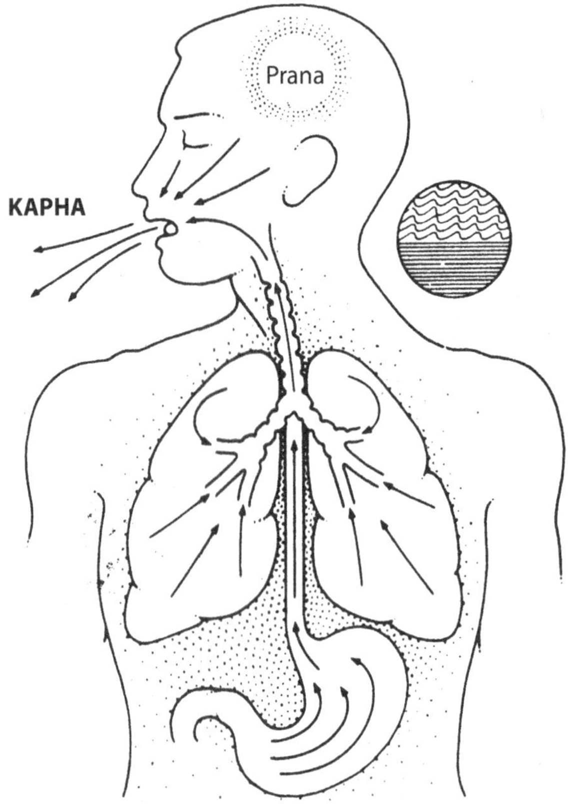

Die Therapie mittels Erbrechen (Vaman) wird bei einer Lungenstauung angewendet. Dabei wird das den Schleim verursachende übermäßige Kapha ausgeschieden. Das Lösen des Schleims gibt dem Patient das sofortige Gefühl der Erleichterung und die Stauung wird aufgehoben. Zu den Indikationen gehören: Bronchitis, Husten, Erkältung, Asthma, aber auch Hauterkrankungen, Diabetes, chronische Erkältungen, Lymphstauungen, chronische Verdauungsstörungen, Schwellungen, Epilepsie, chronische Nebenhöhlenprozesse und häufige Mandelentzündungen.

Maßnahmen vor der Therapie:

Am Abend vor dem Tag, an dem die Therapie angewandt wird, führt man eine Ölmassage durch und macht heiße Umschläge. Der Patient sollte ein bis drei Tage vorher zwei- bis dreimal eine Tasse Öl trinken, bis der Stuhl ölig wird oder der Betreffende einen Brechreiz verspürt. Eine Kapha-betonte Diät sollte befolgt werden, um das Kapha im Organismus anzuregen und zu stören. Vaman sollte am Morgen durchgeführt werden (Kapha-Zeit). Der Patient sollte früh am Morgen Basmati-Reis und Joghurt mit viel Salz essen, um Kapha im Magen weiter zu verschlimmern. Die Anwendung von Wärme auf der Brust und am Rücken hilft, Kapha zu verflüssigen. Der Patient sollte dann entspannt auf einem kniehohen Stuhl sitzen und einen Tee aus Süßholz mit Honig oder Kalmuswurzeltee trinken. Dieses Emetikum wird abgemessen und die Menge vor dem Trinken notiert, so dass man später bestimmen kann, wie viel davon erbrochen worden ist. Nach dem Trinken sollte sich ein Gefühl der Übelkeit einstellen. Die Zunge wird nun gerieben, um den Brechreiz auszulösen und das Erbrechen so lange fortgesetzt, bis das Erbrochene Galle enthält. Der Grad des Erfolges diese Therapie wird bemessen an: 1) der Häufigkeit des Erbrechens (8 ist das Maximum, 6 der Durchschnitt, 4 das Minimum), und 2) an der Menge des Erbrochenen (1 Liter ist das Maximum, 0,75 Liter der Durchschnitt und 0,5 Liter das Minimum).

Maßnahmen nach dem Erbrechen:

Ruhen, Fasten, arzneiliche Zigaretten rauchen und das Nicht-Unterdrücken von natürlichen Bedürfnissen wie Wasserlassen, Stuhlgang, das Abgehen von Winden, Niesen und Husten.

Indikationen:

Husten, Erkältung, asthmatische Symptome, Kapha-Fieber, Übelkeit, kein Appetit, Anämie, Blutungen der „unteren Kanäle", Vergiftungen, Hautkrankheiten, Diabetes, Lymphstauungen, chronische Verdauungsstörungen, Ödeme (Schwellungen), Epilepsie, chronische Nebenhöhlenbeschwerden, wiederholte Mandelentzündungen.

Kontraindikationen:

Bei Kindern, bei älteren Menschen, bei Schwächezuständen, Hungerzuständen, Herzkrankheiten, Lungenkavernen, Blutungen der „oberen Kanäle", während der Menstruation und der Schwangerschaft, bei Abmagerung, bei Kummer und bei Fettleibigkeit.

Emetika:

Süßholz, Kalmus, Salz, Kardamom, Nux vomica (Brechnuß).

Bad, nach dem Essen, dem Geschlechtsverkehr und nach alkoholischen Getränken erfolgen, sowie während der Schwangerschaft und während der Regel.

Durch eine Massage der Nasenschleimhaut kann auch die Atmung verbessert werden. Zu diesem Zweck wird der kleine Finger in Ghee getaucht und in die Nase eingeführt. Die Naseninnenwände werden langsam massiert, wobei man so tief wie möglich eindringt. Diese Behandlung hilft, festgehaltene Gefühle zu lösen. Das Gewebe in der Nase ist sehr empfindlich, weswegen bei dieser Anwendung der Fingernagel entsprechend kurz sein muss, um Verletzungen der zarten Schleimhäute zu vermeiden. Da bei den meisten Menschen Abweichungen der Nasenscheidewand gegeben sind, wird eine Nasenseite leichter passierbar und zu massieren sein als die andere. Auf keinen Fall sollte der Finger gewaltsam eingeführt werden. Bei der Massage sollte man langsam vordringen und den Finger zuerst im Uhrzeigersinn und dann gegen den Uhrzeiger bewegen. Auf diese Art und Weise werden Gefühle, die im Atemtrakt blockiert sind, freigesetzt. Man kann diese Behandlung jeden Morgen und Abend durchführen. In dem Maße, wie die Gefühle freigesetzt werden, ändern sich auch die Atemmuster und die Sehkraft wird sich ebenfalls bessern.

Der Aderlass (Rakta Moksha)

Toxine, die vom Magen-Darm-Trakt her in die Blutbahn aufgenommen werden, zirkulieren durch den Körper. Sie können sich unter der Haut oder in den Gelenkhohlräumen manifestieren und Krankheiten verursachen. In solchen Fällen ist die Ausscheidung von Toxinen und die Reinigung des Blutes notwendig.

Bei wiederholtem Auftreten von Hautstörungen wie Nesselsucht, Hautausschlägen, Akne, Krätze, Leukodermie und chronischem Juckreiz ist der Aderlass (Rakta Moksha) angezeigt. Dieser ist ebenfalls wirksam bei Vergrößerungen der Leber und Milz und bei Gicht.

Pitta manifestiert sich in den Schlacken des Blutes, daher zirkulieren bei vielen Pitta-Störungen, wie bei Hautausschlägen und Akne, Toxine im Blut. Bei vielen Pitta-Erkrankungen bewirkt die Entnahme einer kleinen Menge Blutes aus der Vene eine Lösung der Spannung, die durch die Toxine im Blut hervorgerufen wird.

Durch den Aderlass werden auch antitoxische Substanzen im Blut angeregt, was den Immunmechanismus des Blutes entwickeln hilft. So werden Toxine neutralisiert, wodurch radikale Heilungen vieler Krankheiten des Blutes und der Knochen ermöglicht werden.

Anämie, Ödeme und Schwäche sind Kontraindikationen für einen Aderlass. Bei kleinen Kindern und alten Menschen ist diese Behandlung ebenfalls nicht zu empfehlen.

Manche Substanzen, wie Zucker, Salz, Joghurt und saure Speisen, entfalten eine toxische Wirkung auf das Blut, wenn sie im Übermaß eingenommen werden. Um das Blut rein zu halten, sollten diese Substanzen bei Blutkrankheiten vermieden werden.

Klettenwurzeltee ist das beste blutreinigende Mittel. Bei blutbedingten Störungen wie Allergien, Hautausschlägen oder Akne sollte der Patient ein Abführmittel in Milch einnehmen und am nächsten Abend mit einer Klettenwurzelbehandlung anfangen. Um den Tee zuzubereiten, nimmt man einen

Die Therapie mittels Abführmittel (Purgiermittel)
(Virechan)

Die Ausscheidung über die „unteren Kanäle"

Virechan ist die Reinigung des Pitta und der sich im Blut befindlichen Toxine. Diese Therapie kann drei Tage nach der Durchführung einer Vaman-Therapie angewandt werden. Ist Letztere nicht angezeigt, kann die Virechan-Therapie gleich durchgeführt werden. Als Vorbereitung wird am Bauch und am Rektum Wärme angewandt und danach Öl eingerieben. Virechan reinigt die Schweißdrüsen, den Dünndarm, Dickdarm, Nieren, Magen, Leber und Milz.

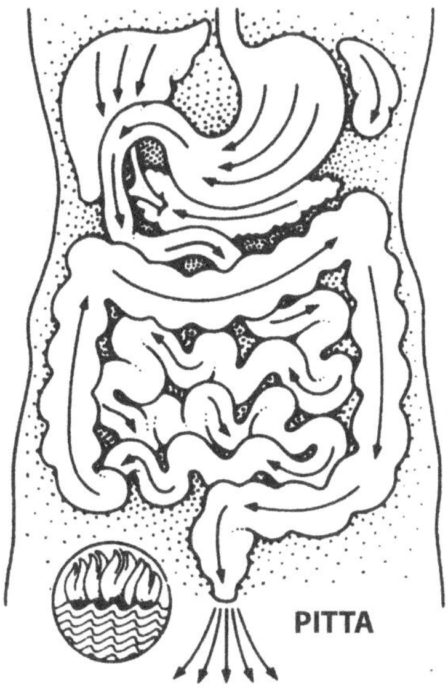

Indikationen:	Hautkrankheiten, chronisches Fieber, Hämorrhoiden, Tumore im Bauch, Würmer, Gicht und Gelbsucht.
Mögliche Kontraindikationen:	Bei Kindern und älteren Menschen, bei Schwächezuständen, akutem Fieber, Mangel an Agni, Verdauungsstörungen, Blutungen der „unteren Kanäle", Lungenkavernen, Durchfall, Fremdkörpern im Magen, sofort nach der Vaman-Therapie, bei Abmagerung, Kolitis ulzerosa und bei einem Vorfall des Rektums.
Virechan-Substanzen:	Sennesblätter, Pflaumen, Kleie, Flachssamenhülsen, Löwenzahnwurzel, Psyllium-Samen, Kuhmilch, Salz, Rizinusöl, Rosinen und Mangosaft.

Die Therapie mittels Einlauf (Basti)

Die Ausscheidung und arzneiliche Therapie über die „unteren Kanäle"

Vata ist der häufigste ätiologische Faktor für das Auftreten von Krankheiten. Vata ist für die Zurückhaltung oder Ausscheidung von Stuhl, Harn, Galle und anderen Ausscheidungsprodukten verantwortlich. Vata befindet sich hauptsächlich im Dickdarm. Die Knochen sind ebenfalls der Sitz von Vata. Daher wirken Arzneien, die rektal angewandt werden, bis zum Asthi Dhatu. Die Schleimhaut des Dickdarmes hat eine Beziehung zur äußeren Knochenschicht (Periost), die die Knochen mit Nährstoffen versorgt. Daher wirken alle rektal verabreichten Arzneien auf die tieferen Gewebe, wie das Knochengewebe, und heilen Vata-Störungen. **Einlaufarten:** 1.) Öleinlauf – 1/2 bis 1 Tasse warmes Sesamöl (bei chronischer Verstopfung). 2.) Einlauf mit einem Heilpflanzenaufguss oder einer Abkochung – 1/2 Tasse Kola- oder Beinwell (siehe Süßholz-Abkochung unter Süßholz-Ghee im Rezeptteil) zusammen mit einer halben Tasse warmen Sesamöl. 3.) Nähreinlauf – 1 Tasse warme Milch, 1 Tasse Fleischbrühe, oder 1 Tasse Knochenmarksuppe.

Indikationen: Verstopfung, Auftreibung, Rückenschmerzen im unteren Abschnitt der Wirbelsäule, Gicht, Rheumatismus, Ischias, nervöse Störungen, Vata-Kopfschmerzen, Abmagerung, Muskelschwund. **Kontraindikationen:** 1.) Öleinlauf – Diabetes, Fettleibigkeit, Verdauungsstörungen, schlechter Zustand des Agni, Milzvergrößerung, Bewusstlosigkeit. 2.) Einlauf mit einer Heilpflanzenabkochung – Schwächezustände, Schluckauf, Hämorrhoiden, Entzündungen des Anus, Durchfall, Schwangerschaft, Aszites, Diabetes. 3.) Nähreinlauf – Diabetes, Fettleibigkeit, Lymphstauungen, Aszites.

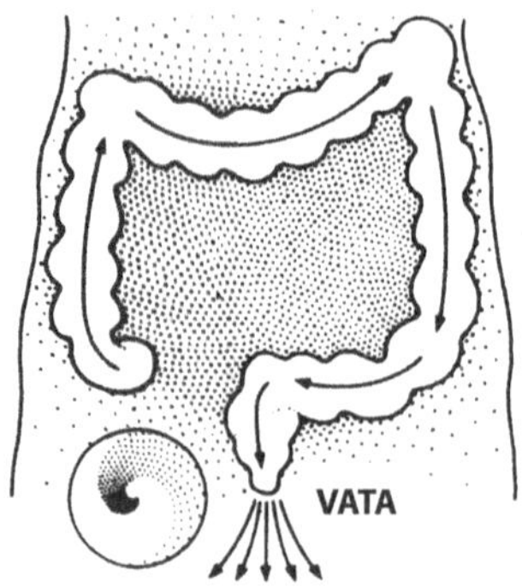

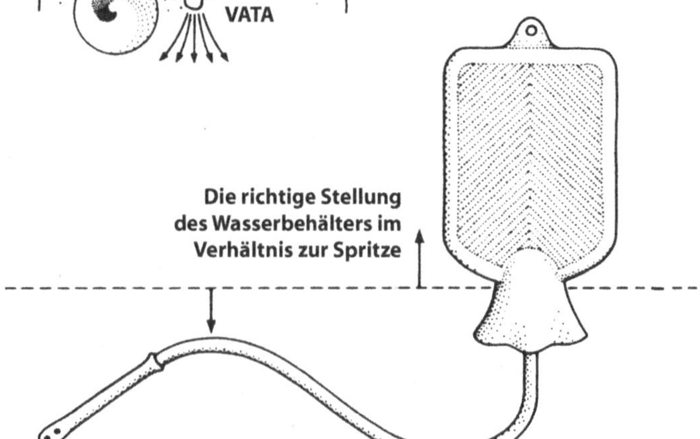

Die Therapie über die Nasenschleimhaut (Nasya)

Die Nase ist die Pforte zum Gehirn und zum Bewusstsein

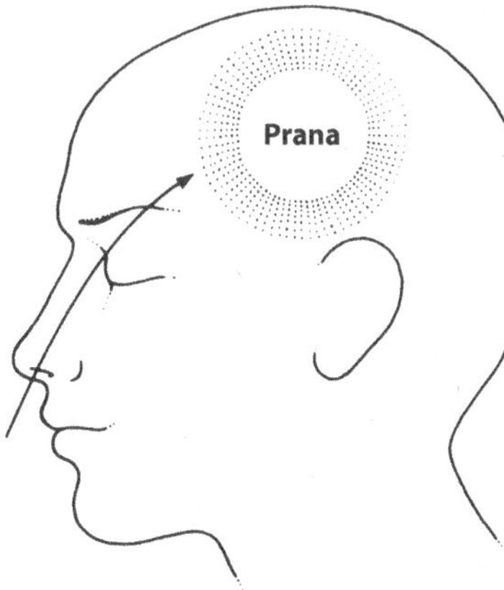

Arten von Nasya:

1.) Virechana (die Reinigung mittels Pulver, Schnupfmittel oder Heilpflanzen). 2.) Ernährendes Nasya (bei Vata) 3.) Beruhigendes Nasya 4.) Nasya mit Aufgüssen und Abkochungen von Heilpflanzen. 5.) Ghee- oder Öl-Nasya. 6.) Nasenmassage.

Anwendung eines Pulvers:

Ein trockenes Kola-Pulver wird mit Hilfe eines Rohres in die Nase geblasen. Dieses wird bei Kapha-Störungen angewandt, d. h. bei Kopfschmerzen, Schweregefühl des Kopfes, Erkältung, Schnupfen, verklebten Augen, Heiserkeit aufgrund von klebrigem Kapha, Nebenhöhlenentzündungen, Lymphadenitis im Halsbereich, Tumoren, Würmern, Hauterkrankungen, Epilepsie, Schläfrigkeit, Parkinsonismus, chronischer Rhinitis, Verhaftung, Gier, Lust.

Ernährendes Nasya:

Zu diesem Zweck werden Ghee, verschiedene Öle und Salz verwendet. Ernährendes Nasya wird bei Vata-Störungen verwendet, d. h. bei Migränekopfschmerzen, Trockenheit der Stimme, trockener Nase, Nervosität, Angst, Besorgtheit, Schwindelgefühlen, Leeregefühl, Negativität, Ptosis, Schleimbeutelentzündung, Steifigkeit des Halses, Spondylose der Halswirbelsäule, Trockenheit der Nebenhöhlen und Verlust des Geruchsinns.

Beruhigendes Nasya:

Hierzu werden Aloe-Saft, warme Milch, der Saft der Spargelwurzel, und der Saft vom asiatischen Wassernabelkraut verwendet. Beruhigendes Nasya wird nur bei Pitta-Störungen angewandt, d. h. bei Haarausfall, Bindehautentzündung und Ohrensausen.

Öl-Nasya:

Abkochungen und Aufgüsse von Heilpflanzen und verschiedene Öle werden zusammen bei Vata-, Pitta- und Kapha-Störungen verwendet.

Nasenmassage:

Der kleine Finger wird in das entsprechende Öl getaucht und in jedes Nasenloch so tief wie möglich eingeführt. Der Nasengang wird dann durch sanftes Massieren geölt und geschmeidig gemacht. Die Nasenmassage hilft, das tiefere Gewebe zu entspannen und kann täglich, oder zu jeder Zeit, wenn man angespannt ist, durchgeführt werden.
Wie die Darstellung zeigt, liegt der Patient auf einem Tisch und hält den Kopf so, dass die Nasenlöcher gerade nach oben zeigen. Je nach Bedarf werden fünf Tropfen eines Öls, einer Abkochung oder eines Aufgusses in jedes Nasenloch geträufelt. Diese Lage sollte eine Minute oder länger beibehalten werden.

Kontraindikationen:

Während der Schwangerschaft und der Regel; nach dem Geschlechtsverkehr, dem Baden, Essen oder nach Alkoholgenuss.

Bei Nasya verwendete Substanzen:

Kalmuspulver, asiatisches Wassernabelkraut, Zwiebel, Knoblauch, schwarzer Pfeffer, Cayennepfeffer, Ingwer, Ghee-Ölabkochungen.

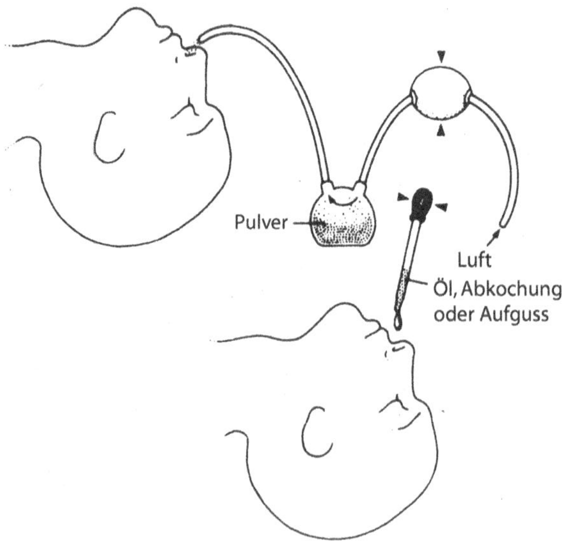

Teelöffel des Wurzelpulvers auf eine Tasse heißes Wasser. Dieser Tee, jeden Abend genommen, beginnt das Blut zu reinigen. Andere blutreinigende Heilpflanzen sind Safran, Sandelholzpulver, Kurkuma und Kalmuswurzelpulver. Der Saft von Granatäpfeln und von Orangen ist hilfreich bei Blutkrankheiten, wie auch Spargelwurzeln. Diese können nach einem Aderlass angewandt werden.

Palliative Therapie

Nach der Ausscheidung der schwersten Toxine wird die palliative Therapie (Shamana) angewandt. Diese Therapie neutralisiert die Toxine durch das Entfachen von Agni, und regt die Verdauung durch Fasten an. Toxine können auch durch den inneren Gebrauch von scharfen Gewürzen wie Ingwer und schwarzem Pfeffer neutralisiert werden. Anhaltendes Fasten, Flüssigkeitsentzug, körperliche Betätigung, Sonnenbaden und der Aufenthalt in der frischen Luft sind weitere Mittel, um Toxine zu neutralisieren.

VIII. Kapitel

Die Ernährung

Der Ayurveda lehrt, dass jeder Mensch die Kraft hat, sich selbst zu heilen. Diese Wissenschaft vom Leben bietet so jedem die Freiheit, durch ein Verstehen des Körpers und seiner Bedürfnisse seine Gesundheit zurückzuerlangen.

Nach der ayurvedischen Lehre sind gesunde Ernährungsweise und ein geregelter, der Gesundheit dienlicher Tagesablauf grundlegende Voraussetzungen zur Erhaltung der Gesundheit. Wichtig ist auch die Anwendung traditioneller Praktiken wie Yoga und Atemübungen und ein Verständnis spiritueller Praktiken, die Harmonie und Glück schaffen können.

Die Ernährung sollte der individuellen Konstitution angepasst sein. Wenn man die Konstitution und ihre Beziehung zu den Eigenschaften der verschiedenen Nahrungsmittel versteht, dann ist es möglich, die richtige Ernährung zu bestimmen. Dabei muss der Geschmack der einzelnen Nahrungsmittel (süß, sauer, salzig, scharf, bitter oder zusammenziehend) in Erwägung gezogen werden und ebenfalls geklärt werden, ob es sich um schwere oder leichte Nahrungsmittel handelt, um solche, die Hitze oder Kälte erzeugen, oder um ölige, trockene, flüssige oder feste. Bei der Gestaltung der Ernährungsweise müssen die Jahreszeiten ebenfalls berücksichtigt werden.

Die nachfolgende Tabelle ist eine Auflistung der Nahrungsmittel, die den einzelnen Konstitutionstypen schaden oder förderlich sind. Die nach oben zeigenden Pfeile neben den jeweiligen Nahrungsmittelspalten der Tabelle zeigen an, dass diese Nahrungsmittel den ihnen entsprechenden Dosha-Faktor stören.

Die nach unten zeigenden Pfeile bedeuten, dass diese Nahrungsmittel den jeweiligen Körper-Dosha vermindern und daher diesem Konstitutionstypus förderlich sind. Vata wird zum Beispiel gestört durch Trockenfrüchte, Äpfel, Melonen, Kartoffeln, Auberginen, Eis, Rindfleisch, Erbsen und grünen Salat. Ein Mensch mit einer Vata-Konstitution sollte daher diese Nahrungsmittel nicht im Übermaß zu sich nehmen. Umgekehrt sind süße Früchte, Avocados, Kokosnüsse, brauner Reis, Rotkohl sowie Bananen, Trauben, Kirschen und Orangen von einer günstigen Wirkung für Menschen, die eine Vata-Konstitution haben.

Eine Zunahme des Pitta-Doshas wird durch scharfe Speisen, Erdnussbutter, saure Früchte, Bananen, Papayas, Tomaten und Knoblauch bewirkt. Förderlich wirken Mangos, Orangen, Birnen, Pflaumen, Sprossen, grüner Salat, Sonnenblumenkerne, Spargel und Pilze.

Kapha-vermehrend sind Bananen, Melonen, Kokosnüsse, Datteln, Papayas, Ananas und Milchprodukte. Von günstiger Wirkung für Menschen mit einer Kapha-Konstitution sind Trockenfrüchte, Granatäpfel, Preiselbeeren, Basmati-Reis, Sprossen und Hühnerfleisch.

Während des Sommers, wenn hohe Temperaturen herrschen, neigen die Menschen zu starkem Schwitzen. Zu dieser Jahreszeit herrscht Pitta vor. Scharfe, stark gewürzte Speisen sollte man dann meiden, da sie Pitta stören. Während des Herbstes mit seinen starken und trockenen Winden ist mehr Vata in der Atmosphäre vorhanden. Zu dieser Zeit sollte man Trockenfrüchte, Speisen mit hohem Eiweißgehalt und andere Nahrungsmittel vermeiden, die Vata vermehren. Der Winter bringt Kälte und Schnee und ist die Kapha-Jahreszeit. Während des Winters sollte man kalte Getränke, Eis, Käse und Joghurt meiden. Diese Nahrungsmittel vermehren Kapha.

Bei der Gestaltung der Ernährungsweise sind Qualität und Frische der Nahrungsmittel wichtige Faktoren. Des Weiteren gibt es auch bestimmte Nahrungsmittel, die miteinander unvereinbar sind (wenn sie zusammen gegessen werden), wie Fisch und Milch, Joghurt und Rindfleisch, oder saure Früchte und Milch. Die meisten Arten von Melonen sollten für sich gegessen werden. In Verbindung mit anderen Nahrungsmitteln können sie eine hemmende Wirkung entfalten und die Resorptionsprozesse des Darms verhindern. Diese Wirkungen könnten zu einer Gleichgewichtsstörung der Tridoshas führen. Wenn diese Nahrungsmittel, die miteinander unvereinbar sind, zusammen gegessen werden, sind Toxine die Folge.

Die Nahrungsaufnahme sollte durch den Zustand von Agni, dem 'Verdauungsfeuer' im Körper bestimmt werden. Essen Sie nur dann, wenn Sie wirklich Hunger verspüren und trinken Sie nur, wenn Sie durstig sind. Wenn Sie Hunger haben, bedeutet dies, dass Ihr 'Verdauungsfeuer' entfacht ist. Trinkt man zu dieser Zeit, wird die Flüssigkeit die Verdauungsenzyme auflösen und Agni vermindern.

Unsere Nahrung ernährt Körper, Geist und Bewusstsein. Es ist von großer Bedeutung, wie man isst. Während des Essens sollte man aufrecht sitzen und Ablenkungen wie Fernsehen, Unterhaltungen und Lesen vermeiden. Man sollte seinen Geist auf den Geschmack des Essens richten und sich dessen ganz bewusst sein. Kauen Sie mit Hingabe und Gefühl, und Sie werden den Geschmack deutlich wahrnehmen und erleben.

Der Geschmack hat seinen Ursprung nicht in den Nahrungsmitteln, sondern in der Wahrnehmung dessen, der sie isst. Wenn das Agni gestört ist, wird man nicht im Stande sein, den Geschmack der Nahrungsmittel richtig wahrzunehmen. Die Geschmacksempfindung beim Essen hängt vom Agni ab. Gewürze helfen sowohl Agni zu entfachen als auch den Körper zu reinigen und den Geschmack der Speisen zu bereichern. Jeder Bissen sollte mindestens 32-mal gekaut werden, ehe man ihn schluckt. Dadurch können die Verdauungsenzyme im Mund richtig arbeiten und darüber hinaus hat der Magen Zeit, sich auf die Ankunft der gekauten Nahrung vorzubereiten. Es ist wichtig, sich beim Essen die nötige Zeit zu nehmen.

Es ist ebenfalls wichtig, wie viel man auf einmal isst. Der Magen sollte zu einem Drittel Nahrung enthalten, zu einem Drittel Flüssigkeit und das übrige Drittel Luft. Die Menge, die man bei einer Mahlzeit isst, sollte dem entsprechen, was zwei Hände fassen können. Überessen führt dazu, dass der Magen sich dehnt und infolgedessen zusätzliche Nahrungsmengen verlangt. Der Magen eines

Nahrungsmittel-Richtlinien für Konstitutions-Grundtypen

ANMERKUNG: Diese Tabelle gibt allgemeine Richtlinien an. Spezifische Anpassungen an individuelle Gegebenheiten sind möglicherweise notwendig, wie z.B. beim Vorliegen einer Lebensmittelallergie. Aber auch die jeweilige Jahreszeit, der individuelle Zustand von Agni und das Ausmaß einer Störung oder das Vorherrschen eines Doshas müssen berücksichtigt werden.

Nein: Dosha-störend — Ja: Dosha-ausgleichend

OBST

Vata – Nein: Trockenfrüchte, Äpfel, Preiselbeeren, Birnen, Persimonen, Granatäpfel, Wassermelonen

Ja: Süße Früchte, Aprikosen, Avocados, Bananen, Beerenobst, Kirschen, Kokosnuss, Feigen (frische), Grapefruit, Trauben, Zitronen, Mangos, Melonen (süße), Orangen, Papaya, Pfirsiche, Ananas, Pflaumen

Pitta – Nein: Saure Früchte, Aprikosen, Beerenobst, Bananen, Kirschen, Preiselbeeren, Grapefruit, Trauben (grüne), Zitronen, Orangen (sauere), Papaya, Pfirsiche, Ananas (sauere), Persimonen, Pflaumen (sauere)

Ja: Süße Früchte, Äpfel, Avocados, Kokosnuss, Feigen, Trauben (dunkle), Mangos, Melonen, Orangen (süße), Pflaumen (süße), Granatäpfel, Dörrpflaumen, Rosinen

Kapha – Nein: Süße und sauere Früchte, Avocados, Bananen, Kokosnuss, Feigen (frische), Grapefruit, Trauben, Zitronen, Melonen, Orangen, Papaya, Ananas, Pflaumen

Ja: Äpfel, Aprikosen, Beerenobst, Kirschen, Preiselbeeren, Feigen (trockene), Mangos, Pfirsiche, Birnen, Persimonen, Granatapfel, Dörrpflaumen, Rosinen

GEMÜSE

Vata – Nein: Rohes Gemüse, Brokkoli, Rosenkohl, Kohl, Blumenkohl, Stangensellerie, Aubergine, Blattgrün*, Salat*, Pilze, Zwiebel (roh), Petersilie*, Erbsen, Paprika, Kartoffeln (weiße), Spinat*, Sprossen*, Tomaten*

Ja: Gekochtes Gemüse, Spargel, Rote Beete, Karotten, Gurke, Knoblauch, Grüne Bohnen, Okra (gekocht), Zwiebel (gekocht), Kartoffel (süß), Rettich, Zucchini

Pitta – Nein: Scharfe Gemüsearten, Rote Beete, Karotten, Aubergine, Knoblauch, Zwiebel, Paprika (scharfe), Rettich, Spinat, Tomaten

Ja: Süße und bittere Gemüsearten, Spargel, Brokkoli, Rosenkohl, Kohl, Gurke, Blumenkohl, Stangensellerie, Grüne Bohnen, Blattgrün, Salat, Pilze, Okra, Erbsen, Petersilie, Paprika (grüne), Kartoffeln, Sprossen, Zucchini

Kapha – Nein: Süße und saftige Gemüsearten, Gurke, Kartoffeln (süße), Tomaten, Zucchini

Ja: Scharfe und bittere Gemüsearten, Spargel, Rote Beete, Brokkoli, Rosenkohl, Kohl, Karotten, Blumenkohl, Stangensellerie, Aubergine, Knoblauch, Blattgrün, Salat, Pilze, Okra, Zwiebel, Petersilie, Erbsen, Paprika, Kartoffel (weiße), Rettiche, Spinat, Sprossen

Forts.: Nahrungsmittel-Richtlinien für Konstitutions-Grundtypen

* Diese Gemüsearten können in Maßen, mit Öl angemacht, gegessen werden.

		Nein: Dosha-störend / Ja: Dosha-ausgleichend
		GETREIDE
Vata –	**Nein:**	Gerste, Buchweizen, Mais, Hirse, Hafer (trocken), Roggen
	Ja:	Reis, Weizen
Pitta –	**Nein:**	Buchweizen, Mais, Hirse, Hafer (trocken), Reis (brauner) Roggen
	Ja:	Gerste, Hafer (gekocht), Reis (Basmati), Reis (weißer), Weizen
Kapha –	**Nein:**	Hafer (gekocht), Reis (brauner), Reis (weißer), Weizen
	Ja:	Gerste, Mais, Hirse, Hafer (trocken), Reis (Basmati, in kleinen Mengen), Roggen
		TIERISCHE PRODUKTE
Vata –	**Nein:**	Lamm, Schwein, Hase, Wild
	Ja:	Rind, Huhn oder Truthahn (weißes Fleisch), Eier (gebraten oder Rührei), Meeresfrüchte
Pitta –	**Nein:**	Rind, Eier (Eigelb), Lamm, Schwein, Meeresfrüchte
	Ja:	Huhn oder Truthahn (weißes Fleisch), Eier (Eiweiß), Hase, Garnelen (kleine Mengen), Wild
Kapha –	**Nein:**	Rind, Lamm, Schwein, Meeresfrüchte
	Ja:	Huhn oder Truthahn (dunkles Fleisch), Eier (Rührei, keine gebratenen Eier), Hase, Garnelen, Wild
		HÜLSENFRÜCHTE
Vata		Keine Hülsenfrüchte außer Mung-Bohnen, Tofu, schwarze und rote Linsen
Pitta		Alle Hülsenfrüchte, außer Linsen
Kapha		Alle Hülsenfrüchte sind empfehlenswert – außer weiße Bohnen, Sojabohnen, schwarze Linsen und Mung-Bohnen
		NÜSSE
Vata		Alle Nüsse sind empfehlenswert in kleinen Mengen
Pitta		Keine Nüsse, außer Kokosnüssen
Kapha		Keine Nüsse
		SAMEN
Vata		Alle Samen sind empfehlenswert in kleinen Mengen
Pitta		Keine Samen, außer Sonnenblumen- und Kürbissamen
Kapha		Keine Samen, außer Sonnenblumen- und Kürbissamen
		SÜSSMITTEL
Vata		Alle Süßmittel, außer weißer Zucker
Pitta		Alle Süßmittel, außer Melasse und Honig
Kapha		Keine Süßmittel, außer roher Honig

		GEWÜRZE
Vata		Alle Gewürze sind zu empfehlen
Pitta		Keine Gewürze, außer Koriander, Zimt, Kardamom, Fenchel, Kurkuma und schwarzer Pfeffer in kleinen Mengen
Kapha		Alle Gewürze sind empfehlenswert, außer Salz
		MILCHPRODUKTE
Vata		Alle Milchprodukte sind empfehlenswert (in Maßen)
Pitta –	**Nein:**	Buttermilch, Käse, Saure Sahne, Joghurt
	Ja:	Butter (ungesalzen) Hüttenkäse, Ghee, Milch
Kapha		Keine Milchprodukte, außer Ghee und Ziegenmilch
		ÖLE
Vata		Alle Öle sind empfehlenswert
Pitta –	**Nein:**	Mandelöl, Maisöl, Safranöl, Sesamöl
	Ja:	Kokosöl, Olivenöl, Sonnenblumenöl, Sojaöl
Kapha		Keine Öle, außer Mandelöl, Maisöl oder Sonnenblumenöl in kleinen Mengen

Menschen, der sich überisst, dehnt sich wie ein Ballon. Überessen führt ebenfalls zur Entstehung zusätzlicher Toxine im Verdauungstrakt. Das Essen wird zu einem Gift, das der Körper unter Anstrengung ausscheiden muss. Man sollte mit Disziplin und Regelmäßigkeit essen und trinken, denn richtiges Essen ist eine Meditation. Wenn man in dieser Art und Weise isst, werden Körper, Geist und Bewusstsein genährt.

Bei der Aufrechterhaltung des Gleichgewichts im Körper spielt das Wasser eine lebenswichtige Rolle. Wasser kann man auch in Form von Fruchtsäften zu sich nehmen. Obwohl man Fruchtsäfte nicht während des Essens trinken sollte, ist Wasser notwendig bei den Mahlzeiten. Beim Essen sollte man Wasser schluckweise trinken. Das mit der Mahlzeit getrunkene Wasser wird zu einem Nektar, der die Verdauung fördert. Wenn man aber nach dem Essen eine Menge Wasser trinkt, werden die Verdauungssäfte verdünnt und die Verdauung behindert. Die Wassermenge, die der Körper benötigt, wird auch vom Klima beeinflusst.

Bei Verdauungsstörungen sollte man fasten und warmes Wasser trinken, was eine reinigende Wirkung hat und Agni vermehrt. Kaltes Wasser kühlt Agni ab, daher ist kaltes Wasser Gift für den Organismus und heißes Wasser ein Nektar. Trinkt man viel Wasser, wird die Verdauung dadurch beeinflusst. Zu große Wassermengen haben zur Folge, dass übermäßige Flüssigkeit im Körper zurückgehalten wird und zusätzliches Körpergewicht entsteht.

Fasten

Ehe man fastet, sollte man die individuelle Konstitution in Erwägung ziehen. Im Westen fasten die Menschen manchmal zehn, fünfzehn, zwanzig Tage oder noch länger, ohne ihre jeweilige Konstitution zu berücksichtigen. Das mangelnde Verständnis konstitutioneller Bedürfnisse kann schädliche Folgen haben. Ein Mensch mit einer Vata-Konstitution sollte nicht länger als drei Tage lang fasten. Das Fasten vermehrt die Leichtigkeit des Körpers und Vata (das Luft-Element im Körper) ist ebenfalls leicht. So wird das Vata-Element durch zu langes Fasten gestört, was Furcht, Besorgtheit, Nervosität und Schwäche zur Folge hat.

Die gleiche Beschränkung der Fastendauer gilt für Menschen, die eine Pitta-Konstitution haben. Ein Fasten, das über vier Tage hinausgeht, wird eine Störung von Pitta verursachen und das Feuer-Element im Körper vermehren. Diese Verstärkung von Pitta führt zu psychosomatischen Reaktionen wie Zorn, Hass und Schwindelgefühlen. Menschen mit Kapha-Konstitutionen können jedoch längere Zeit fasten. Sie werden dadurch ein angenehmes Gefühl vermehrter Leichtigkeit, größerer Bewusstheit und eine Erweiterung des Bewusstseins erleben. Klarheit und Verständnis werden zunehmen.

Bei einem Saftfasten ist es wichtig, daran zu denken, dass Traubensaft einer Vata-Konstitution förderlich ist; Granatapfelsaft einer Pitta-Konstitution; und Apfelsaft bei einer Kapha-Konstitution vorzuziehen ist. Während des Fastens sollten täglich 1/2 Liter Saft, mit Wasser verdünnt, getrunken werden.

Während eines Fastens ruht sich das Verdauungssystem gewissermaßen aus. Es ist wichtig, das 'Verdauungsfeuer' Agni während dieser Zeit keinen Belastungen auszusetzen. Während des Fastens wird das 'Verdauungsfeuer' entfacht, und da keine Nahrung zu verdauen ist, werden Toxine, die sich über einen längeren Zeitraum hinweg im Darm angesammelt haben, langsam verbrannt.

Ayurveda lehrt, dass bestimmte Heil- und Gewürzpflanzen, wie Ingwer, schwarzer Pfeffer, Cayennepfeffer und Curry, deren medizinischer Wert auf ihren scharfen, hitzigen Eigenschaften beruht, während des Fastens verwendet werden können, um Gifte im Körper zu neutralisieren. In Form von Tee genommen, tragen sie dazu bei, Agni zu entfachen, das die Toxine verbrennt.

Beim Fasten ist auf körperliche Kraft und Ausdauer zu achten. Bei einem starken Nachlassen sollte man das Fasten beenden.

Bei Fieber, Erkältungen, Verstopfung oder arthritischen Schmerzen ist Fasten zu empfehlen. Wenn Toxine oder Ama im Dickdarm vorhanden sind, ist Fasten ebenfalls angezeigt.

Für den durchschnittlichen, gesunden Menschen ist Fasten mit warmem Wasser (1 bis 2 Liter täglich) an wenigstens einem Tag in der Woche zu empfehlen, wodurch das Verdauungssystem die Gelegenheit bekommt, sich auszuruhen.

Vitamine

Im Westen wird das Einnehmen von Vitaminen als ein Mittel angesehen, um Gesundheit herzustellen oder sie zu erhalten. Ärzte und Vertreter verschiedener Heilberufe verordnen ihren Patienten routinemäßig Vitamine, und das Einnehmen massiver Gaben von Vitamin C zur Vorbeugung von Erkältungen ist eine übliche Maßnahme. Wenn die individuelle Konstitution jedoch nicht berücksichtigt wird, können solche Vitamingaben das Gleichgewicht der Doshas stören. Der Körper hat die Fähigkeit, die Vitamine, die er benötigt, selber zu erzeugen, und die Abhängigkeit von Vitaminen, die von außen zusätzlich zugeführt werden, ohne Berücksichtigung der individuellen Konstitution und des Zustands von Agni, kann zu einem Übermaß an Vitaminen im Körper führen (Hypervitaminose).

Viele Menschen, die regelmäßig Vitamine und Mineralstoffe als Nahrungsergänzung einnehmen, leiden weiterhin an den Mangelzuständen, wegen derer sie diese Ergänzungsmittel nehmen, da sie weder in der Lage sind, natürliche noch synthetische Vitamine richtig zu verdauen, zu assimilieren und aufzunehmen.

IX. Kapitel

Die Geschmacksempfindung

Das Element Wasser ist die Grundvoraussetzung für die Geschmacksempfindung. Um den Geschmack einer Substanz wahrnehmen zu können, muss die Zunge feucht sein. Versuchen Sie einmal, Ihre Zunge zu trocknen und dann eine kleine Menge Zucker oder Salz darauf zu legen. Sie werden den Geschmack nicht wahrnehmen können. Eine feuchte Zunge ist notwendig für die Geschmacksempfindung.

Es gibt sechs Geschmacksempfindungen: süß, sauer, salzig, scharf, bitter und zusammenziehend. Diese sechs grundlegenden Geschmacksempfindungen sind von den fünf Elementen hergeleitet. Die Empfindung von Süße enthält das Erd- und Wasserelement; das Saure Erde und Feuer, und das Salzige Wasser und Feuer. Die Geschmacksempfindung der Schärfe enthält Feuer und Luft, das Bittere Luft und Äther, und das Zusammenziehende Luft und Erde.

Menschen mit einer Vata-Konstitution sollten bittere, scharfe und zusammenziehende Substanzen im Übermaß meiden, die das Luft-Element vermehren und eine Neigung haben, Blähungen zu verursachen. Süß, sauer und salzig schmeckende Substanzen sind gut für Menschen, die eine Vata-Konstitution haben.

Menschen mit einer Pitta-Konstitution sollten saure, scharfe und zusammenziehende Substanzen, die das Feuer-Element im Körper stören, vermeiden. Die Geschmacksrichtungen süß, bitter und zusammenziehend sind von guter Wirkung für Menschen, die eine Pitta-Konstitution haben.

Kapha-Menschen sollten süß, sauer und salzig schmeckende Nahrungsmittel vermeiden, da sie das Wasser-Element im Körper verstärken. Sie sollten Nahrungsmittel auswählen, die einen scharfen, bitteren oder zusammenziehenden Geschmack haben.

Rasa, Virya und Vipaka

Die ayurvedische Pharmakologie fußt auf den Begriffen von Rasa, Virya und Vipaka. Diese Begriffe haben mit den subtilen Phänomenen zu tun, die mit der Geschmacksempfindung und den kalten und heißen Wirkungen von Speisen zusammenhängen. Organische und anorganische Substanzen rufen verschiedene Geschmacks- und Temperaturempfindungen hervor, wenn sie Mund, Magen, Dünn- und Dickdarm passieren.

Die erste Geschmackswahrnehmung, die dann entsteht, wenn eine Substanz mit der Zunge in Berührung kommt, heißt Rasa. Wenn eine Substanz geschluckt wird und in den Magen gelangt, entsteht unmittelbar oder später eine Empfindung von Hitze oder Kälte. Diese wird als Virya bezeichnet. Die Virya-Empfindung oder -Wirkung hat mit den erhitzenden oder kühlenden Eigenschaften einer Substanz zu tun. Nahrungsmittel haben auch eine Wirkung, die nach der Verdauung einsetzt und als Vipaka bezeichnet wird. Zum Beispiel werden die meisten kohlehydrathaltigen Nahrungsmittel nach dem Kauen und ihrer Verdauung süß, so dass ihr 'Nachverdauungsgeschmack' oder Vipaka süß ist.

Rasa, Virya und Vipaka bilden die Grundlage der ayurvedischen Pharmakologie. Die tägliche Erfahrung hat ergeben, dass es zahlreiche andere Substanzen gibt, die eine spezifische Wirkung im Körper entfalten, die nicht durch diese Begriffe zu erklären ist. Um diese Wirkung zu bezeichnen, benützte Charak den Begriff Prabhava, dies bedeutet „spezifische Wirkung ohne Beziehung zu Rasa, Virya und Vipaka", oder „die Ausnahme von der Regel". Die Vorstellung von Rasa, Virya und Vipaka ist nicht nur auf Nahrungsmittel und Heilpflanzen anwendbar, sondern auch auf alles andere, wie Edelsteine, Steine, Minerale, Metalle, Farben, und lässt sich ebenfalls im Bereich des Geistes und der Gefühle anwenden. Die nachstehende Tabelle gibt die allgemeinen Regeln zur Bestimmung von Rasa, Virya und Vipaka an. Bei jedem Geschmack wird auch ein Beispiel von Prabhava, oder einer Ausnahme, angeführt (siehe Tabelle unten).

So haben im Allgemeinen die süßen und salzigen Geschmacksrichtungen süßen Vipaka, das Saure hat sauren Vipaka und das Scharfe, Bittere und Zusammenziehende haben scharfen Vipaka. Rasa und Vipaka haben direkt mit dem Geschmack der Substanzen zu tun, während Virya sich auf ihre jeweils heißen und kalten Wirkungen bezieht.

Diese drei üben einen direkten Einfluss auf die Tridoshas aus und beeinflussen auch die Ernährung und Umwandlung der Körpergewebe oder Dhatus. Diese Eigenschaften können nur durch individuelle Erfahrung verstanden werden. Die nachfolgenden Tabellen sollen dem Leser beim Verständnis von Rasa, Virya und Vipaka, ihren Eigenschaften und Wirkungen, als Richtlinie dienen.

Rasa Berührung mit der Zunge	**Virya** Empfindung im Magen	**Vipaka** Wirkung nach der Verdauung	**Prabhava** Ausnahme-Beispiel
Süß	Kalt	Süß	Honig Heiß (Virya)
Sauer	Heiß	Sauer	Zitrone Kalt (Virya)
Salzig	Heiß	Süß	Tamari Kalt (Virya)
Scharf	Heiß	Scharf	Zwiebel Kalt (Virya)
Bitter	Kalt	Scharf	Kurkuma Heiß (Virya)
Zusammenziehend	Kalt	Scharf	Granatapfel Süß (Vipaka)

Die Geschmacksrichtungen und ihre Wirkungen

	SÜSS (Erde & Wasser)
Eigenschaft	Kühlend
Beispiele	Weizen, Reis, Milch, Kandiszucker, Zucker, Datteln, Süßholzwurzel, Rotklee, Pfefferminze, Slippery Elm (Ulmus fulva)*.
Wirkungen	Anabolisch: vermindert Vata und Pitta, vermehrt Kapha. Fördert die Gesundheit des Körpers. Vermehrt Rasa, Wasser und Ojas. Fördert Kraft, lindert Durst; bewirkt ein Gefühl von Brennen. Nährt und beruhigt; und ist kalt.
Störungen	Vermehrt die Fettleibigkeit; bewirkt übermäßigen Schlaf, Schwere, Lethargie, Appetitverlust, Husten, Diabetes und abnormes Wachstum der Muskulatur.
	SAUER (Erde & Feuer)
Eigenschaft	Erhitzend
Beispiele	Joghurt, Käse, Grüne Trauben, Zitrone, Eibisch, Hagebutten, Tamarinde.
Wirkungen	Anabolisch: vermindert Vata und vermehrt Pitta und Kapha. Steigert den Wohlgeschmack der Speisen. Regt den Appetit an und schärft den Geist. Stärkt die Sinnesorgane. Bewirkt Absonderungen und Speichelfluss; ist leicht, heiß, ölig.
Störungen	Steigert den Durst, die Empfindlichkeit der Zähne, den Lidschluss, die Verflüssigung von Kapha, die Menge der Toxine im Blut, Ödeme, Geschwürbildungen, Sodbrennen und Säure.
	SALZIG (Wasser & Feuer)
Eigenschaft	Erhitzend
Beispiele	Meersalz, Steinsalz, Kelp.
Wirkungen	Anabolisch: vermindert Vata und vermehrt Pitta und Kapha. Fördert die Verdauung. Wirkt krampflösend und abführend. Fördert den Speichelfluss. Hebt die Wirkung der anderen Geschmacksrichtungen auf. Bewirkt Flüssigkeitsretention, und ist schwer, ölig und heiß.
Störungen	Stört das Blut, bewirkt Ohnmacht und eine Erwärmung des Körpers. Verschlimmert Hauterkrankungen. Verursacht Entzündungen, Störungen des Blutes, Magengeschwüre, Hautausschläge, Pickel und zu hohen Blutdruck.
	SCHARF (Feuer & Luft)
Eigenschaft	Erhitzend
Beispiele	Zwiebel, Rettich, Paprika, Ingwer, Knoblauch, Asa foetida, Cayennepfeffer.
Wirkungen	Katabolisch: vermindert Kapha und vermehrt Vata und Pitta. Hält die Mundhöhle sauber. Fördert die Verdauung und Resorption der

	Nahrung. Reinigt das Blut, heilt Hautkrankheiten, hilft Blutgerinnsel aufzulösen, reinigt den Körper. Ist leicht, heiß und ölig.
Störungen	Vermehrt Hitze, Schweißabsonderung, bewirkt Ohnmacht, Empfindungen von Brennen im Hals, Magen und Herzen. Kann Magengeschwüre, Schwindel und Ohnmacht hervorrufen.
	BITTER (Luft & Äther)
Eigenschaft	Kühlend
Beispiele	Löwenzahnwurzel, Kardobenedikte (Cnicus benedictus*), Osha, Ampfer (Rumex crispus*), Rhabarber, frische Kurkumawurzel, Bockshornklee, Enzianwurzel.
Wirkungen	Katabolisch: vermindert Pitta und Kapha, vermehrt Vata. Fördert andere Geschmacksrichtungen. Wirkt antitoxisch und keimtötend. Ein Gegenmittel bei Ohnmacht, Juckreiz und Empfindungen von Brennen im Körper. Leicht und kalt.
Störungen	Vermehrt Rauigkeit, Abmagerung und Trockenheit. Vermindert Knochenmark und Samen. Kann Schwindel und eventuell Bewusstlosigkeit hervorrufen.
	ZUSAMMENZIEHEND (Luft & Erde)
Eigenschaft	Kühlend
Beispiele	Unreife Banane, Granatapfel, Myrrhe, kanadische Gelbwurz (Hydrastis canadensis*), Kurkuma, Alaun.
Wirkungen	Katabolisch: vermindert Pitta und Kapha, vermehrt Vata. Hat eine beruhigende Wirkung, ist aber verstopfend, bewirkt eine Zusammenziehung der Blutgefäße, Gerinnung des Blutes. Ist trocken, rau und kalt.
Störungen	Vermehrt die Trockenheit des Mundes, Auftreibung, Verstopfung. Behindert die Sprache. Ein Zuviel an zusammenziehenden Substanzen kann das Herz schädigen.

*Hinzugefügt um Verwechslungen auszuschließen.

Die Eigenschaften und Wirkungen von Rasa, Virya **und** Vipaka

Substanz	Geschmack							Temperatur		Wirkung nach der Verdauung			Eigenschaften und Wirkung auf die Tridoshas
	Süß	Zusammenziehend	Sauer	Bitter	Scharf	Salzig	Mild	Erhitzend	Kühlend	Süß	Scharf	Sauer	
FLEISCH													
Rind	●							●		●			Schwer, dicht, vermehrt Pitta und Kapha, vermindert Vata.
Huhn	●	●						●			●		Leicht, ölig, stärkend, und in Maßen bei Vata, Pitta und Kapha zu empfehlen.
Fisch (allgemein)	●							●		●			Schwer, ölig, geschmeidig. Fördert die Wärmebildung. Vermehrt Pitta und Kapha, vermindert Vata.
Lamm	●	●						●		●			Schwer, kräftigend. Vermehrt Vata, Pitta und Kapha.
Schwein	●	●						●		●			Schwer, ölig, geschmeidig. Appetitanregend. Fördert die Schweißabsonderung. Vermehrt Vata, Pitta und Kapha.
Hase	●	●						●			●		Leicht, trocken und rau. Vermehrt Vata, vermindert Pitta und Kapha.
MILCHPRODUKTE													
Butter (ungesalzen)	●	●							●	●			Ölig, geschmeidig. Wirkt Hämorrhoiden entgegen, fördert die Resorptionsprozesse im Darm. Vermehrt Kapha, vermindert Vata und Pitta.

Forts.: Tabelle – Die Eigenschaften und Wirkungen von Rasa, Virya und Vipaka

Substanz	**Geschmack**							**Temperatur**		**Wirkung nach der Verdauung**			**Eigenschaften und Wirkung auf die Tridoshas**
	Süß	Zusammenziehend	Sauer	Bitter	Scharf	Salzig	Mild	Erhitzend	Kühlend	Süß	Scharf	Sauer	
MILCHPRODUKTE Forts.													
Käse (ungesalzen)	●		●						●	●			Schwer, geschmeidig. Vermehrt Pitta und Kapha, vermindert Vata.
Kuhmilch	●								●	●			Leicht, ölig, geschmeidig. Vermehrt Kapha, vermindert Vata und Pitta.
Eier	●	●						●			●		Ölig, geschmeidig, schwer. Vermehrt Pitta und Kapha, vermindert Vata.
Ghee	●								●	●			Leicht, ölig, geschmeidig. Vermehrt Kapha, wenn es im Übermaß genommen wird. In Maßen genommen gut für Vata, Pitta und Kapha. Fördert die Verdauung und wirkt kräftigend.
Ziegenmilch	●	●							●	●			Leicht, lindert Husten, Fieber, Durchfall. Vermehrt Vata, vermindert Pitta und Kapha.
Muttermilch	●								●	●			Leicht, ölig, geschmeidig. Verstärkt Ojas. Erhält das Gleichgewicht von Vata, Pitta und Kapha.
Joghurt		●	●					●				●	Geschmeidig, ölig, fördert die Verdauung. Gut bei Durchfall, schmerzhaftem Harnabgang. Vermehrt Pitta und Kapha, vermindert Vata.
ÖLE													
Rizinusöl	●			●				●			●		Schwer, stechend, ölig. Lindert rheumatisches Fieber und Verstopfung. Vermehrt Pitta und Kapha, vermindert Vata.

Substanz	**Geschmack**							**Temperatur**		**Wirkung nach der Verdauung**			**Eigenschaften und Wirkung auf die Tridoshas**
	Süß	Zusammenziehend	Sauer	Bitter	Scharf	Salzig	Mild	Erhitzend	Kühlend	Süß	Scharf	Sauer	
Kokosnussöl	●								●	●			Relativ leicht, ölig, geschmeidig. Vermehrt Kapha, lindert Vata und Pitta.
Maisöl	●							●		●			Relativ leicht, ölig, geschmeidig. Vermehrt Pitta, in Maßen geeignet bei Vata und Kapha.
Öl (allgemein)	●							●		●			Schwer, ölig, geschmeidig und kräftigend. Vermehrt Pitta und Kapha, lindert Vata.
Safranöl	●			●				●			●		Relativ leicht, stechend, ölig. Reizend, wenn es im Übermaß gebraucht wird. Vermehrt Pitta, vermindert Vata und Kapha.
Sonnenblumenöl	●								●	●			Leicht, ölig, geschmeidig. Kräftigend. Gut bei Vata, Pitta und Kapha.
Senföl (aus weißem Senf Sinapis alba)					●			●			●		Leicht, scharf, ölig. Lindert Arthritis und Überanstrengungen der Muskulatur, wenn es zusammen mit Rizinusöl äußerlich angewandt wird. Vermehrt Pitta, vermindert Vata und Kapha.
Sesamöl	●	●		●				●		●			Schwer, ölig, geschmeidig. Vermehrt Pitta, vermindert Vata, in Maßen geeignet für Kapha.
SÜSSMITTEL													
Honig (allgemein)	●	●						●		●			Trocken, rau, schwer, vermindert Schleim. Bewirkt eine geringfügige Vermehrung von Pitta, vermindert Vata und Kapha.

Forts.: Tabelle – Die Eigenschaften und Wirkungen von Rasa, Virya und Vipaka

Substanz	**Geschmack**							**Temperatur**		**Wirkung nach der Verdauung**			**Eigenschaften und Wirkung auf die Tridoshas**
	Süß	Zusammenziehend	Sauer	Bitter	Scharf	Salzig	Mild	Erhitzend	Kühlend	Süß	Scharf	Sauer	
SÜSSMITTEL Forts.													
Ahornsirup	●			●					●	●			Geschmeidig, ölig, kann Kapha vermehren, wenn es im Übermaß genommen wird. Lindert Vata und Pitta.
Rohrzucker (roh)	●								●	●			Schwer, geschmeidig, ölig, vermehrt Fettgewebe. Vermehrt Kapha. Lindert Vata und Pitta.
HÜLSENFRÜCHTE													
Schwarze Linsen	●							●		●			Stärkend. Vermehrt Pitta und Kapha. Vermindert Vata.
Kichererbsen	●	●							●	●			Schwer, trocken, rau und stark austrocknend. Bewirkt Blähungen. Vermehrt Vata, lindert Pitta und Kapha.
Weiße Bohnen	●	●							●	●			Trocken, rau, schwer, abführend. Vermehrt Vata und Kapha, vermindert Pitta.
Linsen (allgemein)	●	●							●	●			Trocken, rau, schwer, austrocknend. Sollten in kleinen Mengen gegessen werden. Vermehrt Vata und Kapha, vermindert Pitta.
Mung Bohnen	●	●							●	●			Leicht, weich. Vermehrt Kapha, vermindert Vata und Pitta.
Rote Linsen	●	●						●		●			Leicht verdaulich. Vermehrt Pitta, lindert Vata und Kapha.
Soja Bohnen	●	●							●	●			Schwer, ölig, geschmeidig. Abführend. Vermehrt Vata und Kapha, vermindert Pitta. Tofu eignet sich für Vata und Pitta, in Maßen für Kapha.

Substanz	**Geschmack**							**Temperatur**		**Wirkung nach der Verdauung**			**Eigenschaften und Wirkung auf die Tridoshas**
	Süß	Zusammenziehend	Sauer	Bitter	Scharf	Salzig	Mild	Erhitzend	Kühlend	Süß	Scharf	Sauer	
GEMÜSE													
Rote Beete	●							●		●			Schwer, geschmeidig. Lindert Anämie. Kann Pitta und Kapha vermehren, wenn sie im Übermaß gegessen wird. Vermindert Vata.
Brokkoli	●	●							●		●		Rau, trocken. Vermehrt Vata, vermindert Pitta und Kapha.
Kohl	●	●							●		●		Rau, trocken. Vermehrt Vata, vermindert Pitta und Kapha.
Karotten	●	●		●					●		●		Schwer, vermindert Hämorrhoiden. Vermehrt Pitta, wenn es im Übermaß gegessen wird. Vermindert Vata und Kapha.
Blumenkohl		●							●		●		Rau, trocken. Vermehrt Vata, vermindert Pitta und Kapha.
Stangensellerie		●							●		●		Rau, trocken, leicht, leicht verdaulich, verursacht Blähungen. Vermehrt Vata, lindert Pitta und Kapha.
Gurke	●	●							●	●			Schwer. Vermehrt Kapha, lindert Vata und Pitta.
Salat (Blatt)		●							●		●		Leicht, rau, wässrig. Leicht verdaulich, schafft ein Gefühl von Leichtigkeit im Körper, verursacht Blähungen, wenn er im Übermaß gegessen wird. Vermehrt Vata, lindert Pitta und Kapha.
Okra	●	●							●		●		Rau, schleimig. Gut bei Vata, Pitta und Kapha.
Zwiebel (roh)					●			●			●		Schwer, regt den Geschlechtstrieb, den Appetit an, wirkt stärkend, und lindert Fieber bei äußerlicher Anwendung. Vermehrt Vata und Pitta, lindert Kapha.

Forts.: Tabelle – Die Eigenschaften und Wirkungen von Rasa, Virya und Vipaka

Substanz	**Geschmack**							**Temperatur**		**Wirkung nach der Verdauung**			**Eigenschaften und Wirkung auf die Tridoshas**
	Süß	Zusammenziehend	Sauer	Bitter	Scharf	Salzig	Mild	Erhitzend	Kühlend	Süß	Scharf	Sauer	
GEMÜSE Forts.													
Kartoffel	●	●				●			●	●			Trocken, rau, leicht. Vermehrt Vata. Vermindert Pitta und Kapha.
Rettich					●			●			●		Lindert Blähungen und fördert die Verdauung. Kann Pitta vermehren, vermindert Vata und Kapha.
Spinat		●							●		●		Rau, trocken. Vermehrt Vata und Pitta, vermindert Kapha.
Sprossen (allgemein)		●					●		●	●			Leicht verdaulich. Können Vata verschlimmern, wenn sie im Übermaß gegessen werden. Gut für Pitta und Kapha.
Tomate	●		●					●				●	Leicht, feucht. Vermehrt Vata, Pitta und Kapha.
Zucchini	●	●							●		●		Feucht, leicht. Kann Kapha vermehren, ist gut bei Vata, lindert Pitta.
OBST													
Äpfel	●	●							●	●			Leicht, rau. Vermehrt Vata, vermindert Pitta, in kleinen Mengen gut für Kapha.
Banane	●	●							●			●	Geschmeidig, schwer. In größeren Mengen abführend. Vermehrt Pitta und Kapha, vermindert Vata.
Kokosnuss	●								●	●			Ölig, geschmeidig, stärkend. Vermehrt Kapha, wenn sie im Übermaß gegessen wird, lindert Vata und Pitta
Feigen (reif)	●	●							●	●			Schwer, nährend. Verzögert die Verdauung. Vermehrt Kapha, lindert Vata und Pitta.

Substanz	**Geschmack**							**Temperatur**		**Wirkung nach der Verdauung**			**Eigenschaften und Wirkung auf die Tridoshas**
	Süß	Zusammenziehend	Sauer	Bitter	Scharf	Salzig	Mild	Erhitzend	Kühlend	Süß	Scharf	Sauer	
Trauben (dunkel)	●	●	●						●	●			Geschmeidig, wässrig, stärkend und abführend. Vermehrt Kapha, vermindert Vata und Pitta.
Melonen (allgemein)	●								●	●			Schwer, wässrig. Vermehrt Kapha, lindert Vata und Pitta. Wassermelone vermehrt Vata.
Orange	●		●					●		●			Schwer, appetitanregend, schwer verdaulich. Vermehrt Pitta und Kapha, vermindert Vata.
Pfirsich	●	●						●		●			Schwer, wässrig. Vermehrt Pitta und Kapha, vermindert Vata.
Birne	●	●							●	●			Schwer, trocken, rau. Vermehrt Vata, vermindert Pitta und Kapha.
Pflaume (süß)	●	●						●		●			Schwer, wässrig. Vermehrt Pitta und Kapha, vermindert Vata.
Granatapfel	●	●	●						●	●			Geschmeidig, ölig. Fördert die Verdauung und die Bildung roter Blutkörperchen bei Anämie. Vermehrt Vata, vermindert Pitta und Kapha.
KRÄUTER / GEWÜRZE													
Anis					●			●			●		Leicht. Fördert die Verdauung, entgiftendes Mittel. Vermehrt Pitta, vermindert Vata und Kapha.
Schwarzer Pfeffer					●			●			●		Leicht, trocken, rau. Fördert die Verdauung. Vermehrt Pitta, regt Vata an, lindert Kapha.

Forts.: Tabelle – Die Eigenschaften und Wirkungen von Rasa, Virya und Vipaka

Substanz	**Geschmack**							**Temperatur**		**Wirkung nach der Verdauung**			**Eigenschaften und Wirkung auf die Tridoshas**
	Süß	Zusammenziehend	Sauer	Bitter	Scharf	Salzig	Mild	Erhitzend	Kühlend	Süß	Scharf	Sauer	
KRÄUTER/GEWÜRZE Forts.													
Kardamom	●				●			●		●			Fördert die Verdauung und ist gut für das Herz. Verbessert den Geruch des Atems. Kann Pitta anregen, wenn es im Übermaß genommen wird, lindert Vata und Kapha.
Selleriesamen					●			●			●		Leicht, bessert Übelkeit. Vermehrt Pitta, vermindert Vata und Kapha.
Zimt	●			●	●			●		●			Lindert Durst, regt die Speichelabsonderung an. Lindert Trockenheit des Mundes. Regt Kapha an, vermindert Vata und Pitta.
Nelken					●			●			●		Fördert die Verdauung. Verbessert den Geschmack der Speisen. Vermehrt Pitta, vermindert Vata und Kapha.
Koriander		●			●				●	●			Ölig, trocken, leicht. Behebt Gefühle des Brennens beim Wasserlassen. Fördert die Resorptionsprozesse. Vermehrt Vata und Kapha, lindert Pitta.
Kümmel		●		●	●			●			●		Leicht, ölig, geschmeidig. Fördert die Verdauung, lindert Durchfall. Regt Pitta an, vermindert Vata und Kapha.
Bockshornkleesamen	●		●				●			●			Trocken. Nützlich bei Fieber und Arthritis. Im Übermaß verwendet, vermehren sie Vata und Pitta und vermindern Kapha.
Knoblauch					●			●			●		Ölig, geschmeidig, schwer, antirheumatisch. Gut bei Husten und Würmern. Ver-

Substanz	Geschmack							Temperatur		Wirkung nach der Verdauung			Eigenschaften und Wirkung auf die Tridoshas
	Süß	Zusammenziehend	Sauer	Bitter	Scharf	Salzig	Mild	Erhitzend	Kühlend	Süß	Scharf	Sauer	
													mehrt Pitta, lindert Vata und Kapha.
Ingwer (Pulver)					●			●		●			Leicht, trocken, rau, fördert die Verdauung. Entgiftendes Mittel. Vermehrt Pitta, wenn er im Übermaß genommen wird. Lindert Vata und Kapha.
Senfsamen					●			●			●		Ölig, leicht, stechend, lindert Muskelschmerzen. Vermehrt Pitta, vermindert Vata und Kapha.
Safran		●	●						●	●			Geschmeidig, lindert Hämorrhoiden, bessert Erbrechen. Wirkt blutstillend. Vermehrt Vata und Kapha, lindert Pitta.
Salz (allgemein)						●		●		●			Schwer, rau. Fördert die Verdauung, bewirkt Retention von Flüssigkeiten und hohen Blutdruck. Vermehrt Pitta und Kapha, lindert Vata.
Sesam	●	●		●				●			●		Schwer, ölig, geschmeidig, kräftigend. Vermehrt Pitta und Kapha, vermindert Vata.
Kurkuma		●		●	●			●			●		Hilft bei Diabetes, fördert die Verdauung. Vermehrt, im Übermaß genommen, Vata und Pitta, lindert Kapha.
GETREIDE													
Gerste	●	●							●	●			Leicht. Harntreibende Wirkung. Vermehrt Vata, vermindert Pitta und Kapha.

Forts.: Tabelle – Die Eigenschaften und Wirkungen von Rasa, Virya und Vipaka

Substanz	**Geschmack**							**Temperatur**		**Wirkung nach der Verdauung**			**Eigenschaften und Wirkung auf die Tridoshas**
	Süß	Zusammenziehend	Sauer	Bitter	Scharf	Salzig	Mild	Erhitzend	Kühlend	Süß	Scharf	Sauer	
GETREIDE Forts.													
Basmati Reis	●								●	●			Leicht, weich, geschmeidig, nährend. Vermindert Vata und Pitta. In kleinen Mengen bei Kapha geeignet.
Brauner Reis	●							●		●			Schwer. Vermehrt Pitta und Kapha, vermindert Vata.
Buchweizen	●	●						●		●			Leicht und trocken. Vermehrt Vata und Pitta, vermindert Kapha.
Mais	●							●		●			Leicht, trocken. Vermehrt Vata und Pitta, vermindert Kapha.
Hirse	●							●		●			Leicht, trocken. Vermehrt Vata und Pitta, vermindert Kapha.
Hafer (trocken)	●							●		●			Schwer. Trockener Hafer vermehrt Vata und Pitta, vermindert Kapha. Gekochter Hafer vermehrt Kapha. Vermindert Vata und Pitta.
Roggen	●	●						●		●			Leicht, trocken. Vermehrt Vata und Pitta, vermindert Kapha.
Weizen	●								●	●			Schwer. Vermehrt Kapha, vermindert Vata und Pitta.
Weißer Reis	●								●	●			Leicht, weich, geschmeidig. Wenig Nährwert. Gut bei Kapha in kleinen Mengen. Vermindert Vata und Pitta.
NÜSSE UND SAMEN													
Mandeln	●							●		●			Schwer, ölig. Vermehrt Pitta und Kapha, vermindert Vata. Erhöht die Spannkraft, Aphrodisiakum, verjüngendes Mittel.

Substanz	**Geschmack**							**Temperatur**		**Wirkung nach der Verdauung**			**Eigenschaften und Wirkung auf die Tridoshas**
	Süß	Zusammenziehend	Sauer	Bitter	Scharf	Salzig	Mild	Erhitzend	Kühlend	Süß	Scharf	Sauer	
Cashewnüsse	●							●		●			Schwer, ölig. Vermehrt Pitta und Kapha, vermindert Vata. Aphrodisiakum.
Erdnuss	●	●						●		●			Schwer, ölig. Vermehrt Pitta und Kapha. In Maßen genommen gut für Vata.
Kürbissamen	●	●		●				●			●		Schwer, trocken. Beseitigt Würmer und Parasiten. Vermehrt Pitta und Kapha, vermindert Vata.
Sonnenblumenkerne	●	●						●		●			Schwer, ölig. Vermehrt Pitta und Kapha geringfügig, vermindert Vata.
Walnuss	●	●						●		●			Schwer, trocken. Vermehrt Pitta und Kapha, vermindert Vata.

Anmerkung: Die einzelnen Nahrungsmittel haben eine 'Langzeitwirkung' auf die Tridoshas (siehe Tabelle, Seite 77), während die Eigenschaften und Wirkungen von Rasa, Virya und Vipaka eine kurzzeitige Wirkung auf die Tridoshas entfalten.

X. Kapitel

Lebensweise und Tagesablauf

Nach ayurvedischer Ansicht spielt der Tagesablauf für die Gesundheit eine wichtige Rolle. Ein natürliches Leben ist ein Leben, das der individuellen Konstitution gemäß geregelt wird. Alle täglichen Dinge, wie die Zeit des Aufstehens, der Pflege und Reinigung des Körpers und der Meditation sollten einem geregelten Tagesablauf unterstehen.

Frühmorgens, am besten vor Sonnenaufgang, sollte man aufstehen, Wasser lassen und Stuhlgang haben sowie Zähne und Mund reinigen. Danach sollte man Zunge, Augen, Nase und Hals anschauen und sie reinigen. Durch die Untersuchung der Zunge ist es möglich, pathologische Veränderungen in den jeweiligen Organen festzustellen. Nach dieser Untersuchung hilft ein Glas warmes Wasser, die Nieren und den Dickdarm zu reinigen. Um die Zunge zu reinigen, sollte man sich eines Silberbestecks bedienen, wodurch nicht nur die Zunge massiert wird, sondern auch die inneren Organe, die mit den jeweiligen Zungenarealen zusammenhängen.

Man sollte dann den Körper mit Öl massieren und ein Bad nehmen, was ein Gefühl von Frische und Wachheit schafft. Nach dem Bad sollte man zur Meditation und den Bewegungsübungen bequeme Kleidung anziehen. Atemübungen sind ebenfalls ein wichtiger Bestandteil einer gesunden Lebensweise. Nach den Übungen sollte man bequem auf dem Rücken liegend ausruhen, mit ausgestreckten Armen und Beinen und vom Bauchraum atmen.

Nach den verschiedenen Übungen und der Meditation kann man frühstücken. Das Mittagessen sollte, wenn möglich, vor zwölf Uhr eingenommen werden und das Abendessen vor dem Sonnenuntergang. Am besten sollte man vor zehn Uhr abends schlafen gehen.

Diese Lebensweise ist dem Energiefluss im Körper und in der äußeren Umwelt angepasst. Um den höchsten Nutzen aus diesem Tagesablauf zu ziehen, ist es notwendig, sich zu allen Zeiten dieses Energieflusses bewusst zu sein.

Je nach individueller Konstitution können andere Übungen dem Tagesablauf hinzugefügt werden. Eine abendliche Ölmassage ist zum Beispiel Menschen mit einer Vata-Konstitution zu empfehlen.

Bestimmte Schlafgewohnheiten sind empfehlenswert. Da die linke Seite des Menschen die weibliche oder Mond-Energie und die rechte Seite die männliche oder Sonnen-Energie enthält, hat die Lage, in der man schläft, einen bedeutenden Einfluss auf die Konstitution und das Gleichgewicht der Energien im Körper. Schläft man immer auf der linken Seite, wird die Mond-Energie unterdrückt und die Sonnen-Energie verstärkt, was zum Entstehen von Pitta im Körper führen kann. So sollte also ein Mensch mit einer Pitta-Konstitution auf der rechten Seite schlafen. Wenn man auf der linken Seite schläft, wird die Mond-Energie unterdrückt und die Sonnen-Energie geöffnet. Diese Schlafhaltung ist für Vata- und Kapha-Menschen zu empfehlen.

Empfehlungen für ein kreatives, gesundes Leben

Tagesablauf

- Vor Sonnenaufgang aufwachen.
- Nach dem Aufstehen sollten Blase und Darm entleert werden.
- Baden Sie täglich, um ein Gefühl körperliche Frische zu schaffen.
- Zwölf Pranayamas morgens oder abends schaffen ein Gefühl geistiger und körperlicher Frische.
- Nach acht Uhr morgens sollte man nicht mehr frühstücken.
- Vor und nach den Mahlzeiten sollte man sich die Hände waschen.
- Nach den Mahlzeiten Zähne putzen.
- Machen Sie einen kurzen Spaziergang fünfzehn Minuten nach dem Essen.
- Essen Sie in Stille und richten Sie Ihr Bewusstsein auf das, was Sie essen.
- Massieren Sie das Zahnfleisch täglich mit ihrem Finger und etwas Sesamöl.
- Fasten Sie einmal in der Woche, um die Toxine im Körper zu reduzieren.
- Gehen Sie vor 22 Uhr schlafen.

Ernährung und Verdauung

- Ein Teelöffel frisch gemahlener Ingwer mit einer Prise Salz ist ein gutes appetitanregendes Mittel.
- Lassi (Buttermilch) mit ein wenig Ingwer oder Kümmel fördert die Verdauung.
- Ein Teelöffel Ghee mit Reis fördert die Verdauung.
- Ein Glas roher, warmer Milch mit Ingwer vor dem Schlafengehen nährt den Körper und beruhigt den Geist.
- Überessen ist ungesund.
- Wassertrinken unmittelbar vor oder nach dem Essen hat einen schlechten Einfluss auf die Verdauung.
- Anhaltendes Fasten ist ungesund.
- Übermäßiges Wassertrinken kann zu Fettleibigkeit führen. Übermäßiger Genuss von kalten Getränken vermindert die Widerstandskraft und erzeugt übermäßigen Schleim.
- Heben Sie Wasser in einem Kupfergefäß auf oder legen Sie Kupfermünzen in das Wasser. Das Wasser ist gut für Leber und Milz.
- Nach dem Mittagessen schlafen vermehrt Kapha und das Körpergewicht.

Körperhygiene

- Wenn möglich, sollte man täglich seinen Blick fünf Minuten auf die Strahlen der Sonne richten, um die Sehkraft zu verbessern.
- Morgens und abends den Blick 10 Minuten lang auf eine ruhige Flamme richten, hilft die Sehkraft zu verbessern.
- Man sollte die natürlichen Bedürfnisse des Körpers nicht unterdrücken, wie Stuhldrang, Harndrang, Niesen, Gähnen, Aufstoßen und das Abgehen von Winden.
- Bei Fieber sollte man fasten und Ingwertee trinken.

- Das Einreiben der Fußsohlen mit Sesamöl vor dem Schlafengehen bewirkt einen ruhigen Schlaf.
- Das Einreiben von Öl am Kopf beruhigt den Geist und fördert einen festen Schlaf. Eine Massage mit Öl fördert den Kreislauf und behebt übermäßiges Vata.
- Schlafen Sie nicht auf dem Bauch.
- Das Lesen im Bett schadet der Sehkraft.
- Mundgeruch kann ein Anzeichen sein für Verstopfung, schlechte Verdauung, unhygienische Verhältnisse im Mundraum und Toxine im Darm.
- Körpergeruch zeigt das Vorhandensein von Toxinen im Körper an.
- Fünfzehn Minuten auf dem Rücken liegen (Shavasana) beruhigt den Geist und entspannt den Körper.
- Die Haare direkt nach dem Waschen trocknen verhindert Nebenhöhlenerkrankungen.
- Gewaltsames Schnäuzen kann den Ohren, Augen und der Nase schädlich sein.
- Anhaltendes Nasenbohren und Jucken am Anus kann ein Anzeichen für Würmer sein.
- Lange Fingernägel können unhygienisch sein.
- Die Gelenke so zu bewegen oder an ihnen zu ziehen, dass sie krachen, kann dem Körper schaden (verursacht Störungen von Vata).
- Wiederholtes Onanieren kann dem Körper abträglich sein (verursacht Störungen von Vata).
- Geschlechtsverkehr während der Regel ist schädlich (verursacht Störungen von Vata).
- Warme Milch mit rohen Cashewnüssen und braunem Zucker nach dem Geschlechtsverkehr fördert die Kraft und trägt zur Erhaltung der sexuellen Energie bei.
- Oraler und analer Geschlechtsverkehr sind unhygienisch (verursacht Störungen von Vata).
- Geschlechtsverkehr unmittelbar nach dem Essen schadet dem Körper.
- Während der Regel sind körperliche Anstrengungen wie Yoga oder Laufen zu vermeiden.

Geistige Hygiene

- Angst und Nervosität zerstreuen Energie und bewirken Störungen von Vata.
- Besitzgier, Gier und Verhaftung vermehren Kapha.
- Sich übermäßig sorgen schadet dem Herzen.
- Hass und Zorn schaffen Toxine im Körper und bewirken Störungen von Pitta.
- Übermäßiges Reden zerstreut Energie und bewirkt Störungen von Vata.

XI. Kapitel

Die Zeit

Wie die Materie ist auch die Zeit messbar. Die Zeit schreitet fort, und wir messen ihre Bewegung mit der Hilfe von bestimmten Maßeinheiten: Sekunden, Minuten, Stunden, Tage, Wochen, Monate und Jahre. Es gibt auch Zeiteinteilungen innerhalb des Tages: Morgen, Mittag, Nachmittag, Abend, Mitternacht und Tagesanbruch, und die Einteilung des Jahres in die verschiedenen Jahreszeiten.

Die Körpersäfte sind, wie die Zeit, dauernd in Bewegung. Die Bewegung der Tridoshas und die Bewegung oder das Verstreichen der Zeit stehen in einer bestimmten Beziehung zueinander. Das Ab- und Zunehmen dieser drei Körpersäfte hängt mit den Kreisläufen der Zeit zusammen. Morgens, von Sonnenaufgang bis zehn Uhr ist die Kapha-Zeit. Durch das Vorherrschen von Kapha zu dieser Zeit fühlt man sich energisch und frisch und auch ein wenig schwer. Am Vormittag vollzieht sich langsam der Wechsel von Kapha zu Pitta. Zwischen 10 und 14 Uhr wird Pitta abgesondert, und der Hunger nimmt zu. Man fühlt sich hungrig, leicht und heiß. Von 14 Uhr bis zum Sonnenuntergang ist die Vata-Zeit, in der man sich aktiv, leicht und geschmeidig fühlt. Am frühen Abend, von ungefähr 18 Uhr bis 22 Uhr, ist wieder Kapha-Zeit, eine Zeit von kühler Luft, Trägheit und wenig Energie. In der Zeit zwischen 22 Uhr und 2 Uhr morgens, wenn das Essen verdaut wird, liegen die Hauptstunden von Pitta. Früh am Morgen, vor dem Sonnenaufgang ist wieder eine Vata-Zeit. Vata schafft Bewegung, und zu dieser Zeit stehen die Menschen auf, lassen Wasser und haben Stuhlgang.

Das Frühstück sollte früh am Morgen, ungefähr zwischen sieben und acht Uhr, eingenommen werden. Pitta- und Vata-Menschen sollten frühstücken, da das Essen zu einer Kapha-Zeit Kapha im Körper vermehrt. Menschen mit einer Kapha-Konstitution sollten jedoch auf das Frühstück verzichten. Die beste Zeit für das Mittagessen ist zu Beginn der Pitta-Zeit zwischen zehn und elf Uhr am Vormittag.

Man sollte lieber zu den Zeiten essen, zu denen die Sonne am Himmel steht, denn die Sonne ist der beste Freund des Menschen. Wenn spät nachts gegessen wird, kommt es zu einer vollständigen Veränderung der Biochemie des Körpers; der Schlaf wird gestört, und man wird beunruhigende Träume haben, so dass man sich beim Aufwachen nicht ausgeschlafen fühlt. Wenn man um 18 Uhr zu Abend isst, wird der Magen um 21 Uhr leer sein, und man wird einen festen Schlaf haben. Wenn die Essenszeiten so verändert werden, dass sie dem Rhythmus der Tridoshas angepasst sind, wird sich eine drastische Veränderung der Lebensgewohnheiten damit vollziehen.

Nicht nur die Tageszeiten, sondern auch die Jahreszeiten haben einen Bezug zu den Bewegungen der Tridoshas. Im Herbst, im September, Oktober und November fallen die Blätter, es ist windig, und die Temperaturen beginnen zu sinken. In dieser Jahreszeit herrscht Vata vor. Der Winter dauert von Dezember bis Februar. Es ist eine Zeit der Wolken, des Schnees und der kalten Temperaturen. Dieses Wetter vermehrt Kapha, und Erkrankungen wie Erkältungen, verstopfte Atemwege, Husten, Bronchitis und Halsentzündungen herrschen vor.

Im Frühjahr, von März bis Ende Mai, vollzieht sich der Übergang von Winter zu Sommer. Die Zeit, in der Kapha zu Störungen neigt, ist das zeitige Frühjahr, während es bei Pitta der Spätfrühling ist. Im zeitigen Frühjahr verflüssigt sich das angesammelte Kapha des Winters und trocknet langsam aus. Die Hitze des späteren Frühjahrs vermehrt die Hitze von Pitta im Körper, wodurch das Auftreten von Pitta-Störungen wie Sommerdurchfall, brennende Augen, Sonnenbrand, Nesselsucht, Hautausschläge, Dermatitis und brennende Füße gefördert wird. Es kann daher aufgezeigt werden, dass die unterschiedlichen Veränderungen der Tages- und Jahreszeiten Veränderungen der Körpersäfte Vata, Pitta und Kapha hervorrufen. Ein Bewusstsein dieser Veränderungen hilft, eine Verbindung zum Fluss der Energie in der äußeren und inneren Umwelt herzustellen.

Sonne und Mond

Der Begriff der Zeit umfasst nicht nur die Maßeinheiten der Uhrzeit und des Kalenders, sondern auch die Mondphasen und den Fluss der Sonnenenergie. Alle diese Veränderungen haben eine Beziehung zu den Körpersäften. Die Sonne hat einen Bezug zum Bewusstsein des Menschen, der Mond hingegen zum Geist, von dem die wechselnden Gefühlslagen und die geistigen Fähigkeiten ausgehen. Der Mond ist die Göttin des Wassers, die Kapha regelt und bestimmt. Mond und Kapha werden die gleichen Eigenschaften zugeordnet; kühl, weiß, langsam und dicht. Zur Zeit des Vollmonds ist Kapha im Körper verstärkt und neigt zu Störungen, während in der äußeren Umwelt das Wasserelement angeregt ist. Zu dieser Zeit schwillt das Wasser im Meer an und bewirkt die Flut, was ein Übermaß an Wasser in allen Lebensformen verursacht. Menschen, die an Kapha-bedingtem Asthma oder Kapha-bezogener Epilepsie leiden, werden eine Häufung der Anfälle zur Zeit des Vollmonds erleben, wie auch Frauen in dieser Zeit mehr zu Menstruationskrämpfen neigen.

Astrologie

Der Begriff der Zeit umfasst auch die Bewegungen der Planeten, die in einer engen Beziehung zu den Körperorganen stehen. Aufgrund des großen Einflusses der Planeten auf Geist, Körper und Bewusstsein ist es von allen Zeitbegriffen die astrologische Zeit, die die größte Bedeutung für das Nervensystem des Menschen hat.

Jeder Planet hat einen Bezug zu einem bestimmten 'Körpergewebe'. Mars, der rote Planet, hat eine Beziehung zum Blut und zur Leber. Die Leber ist der Sitz der Gallenflüssigkeit, die durch Feuer, Pitta, charakterisiert ist. Mars beeinflusst die Funktion der Leber und Störungen, die dort entstehen. Dieser Planet kann sowohl andere Pitta-Erkrankungen, wie vermehrte Toxine im

Tridosha Mandala
Jahres- und Tageszeiten

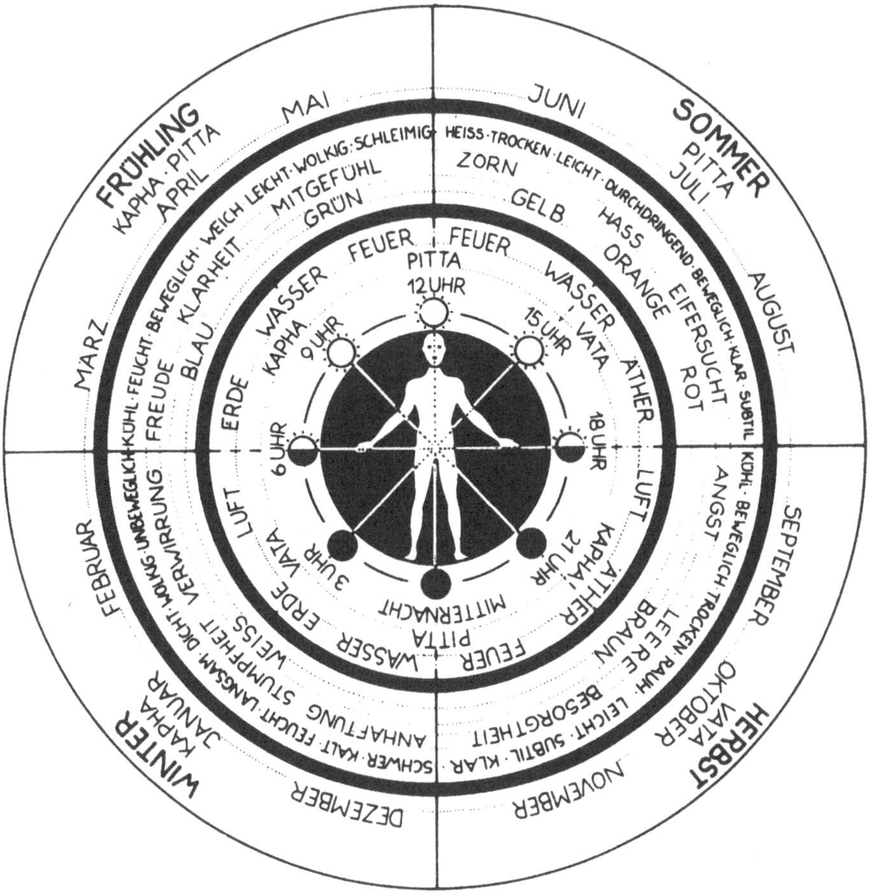

Die Bewegung der Tridoshas – das Ab- und Zunehmen dieser "drei Körpersäfte" – und die Bewegung der Zeit stehen in Beziehung zueinander. Der Morgen beginnt mit der Kapha-Zeit, man fühlt sich energetisch, frisch und auch ein wenig schwer. Mittags ist Pitta-Zeit, man fühlt sich hungrig, leicht und heiß. Von Nachmittag bis zum Abend regiert die Vata-Zeit, gekennzeichnet von Trägheit und nachlassender Energie. Von 10 Uhr nachts bis 2 Uhr früh, wenn die Nahrung assimiliert wird, ist ebenfalls Pitta-Zeit, gefolgt von der Vata-Zeit, die Bewegung initiiert, kurz vor Sonnenaufgang – und man steht auf.

Blut, als auch Nesselsucht und Akne bewirken. Magengeschwüre und Kolitis ulcerosa werden durch die Einwirkungen des Mars verschlimmert.

Saturn ist ebenfalls ein starker Planet mit tiefgreifenden Wirkungen. Seine Energie verursacht Erkrankungen wie unter anderem Muskelschwund und Abmagerung. Für Störungen, die Samen, Prostata, Hoden und Eierstöcke betreffen, ist Venus verantwortlich, während die Denkfähigkeit und ihre Störungen dem Merkur unterstehen.

Die verschiedenen Lebensalter

Es gibt nicht nur die zeitliche Einteilung der Planetenbewegungen, sondern auch diejenige der Zyklen des menschlichen Lebens. Der Ablauf der Zeit im Leben des einzelnen Menschen ist mit einem Vata-Pitta-Kapha-Zyklus verknüpft. Nach ayurvedischer Lehre gibt es drei wichtige Marksteine im menschlichen Leben: die Kindheit, das Erwachsenenalter und das Alter. Die Kindheit ist die Kapha-Zeit, und Kinder leiden eher an Kapha-Störungen wie Lungenstauungen, Husten, Erkältungen und Verschleimungen. Muttermilch oder Kuhmilch ist die alleinige Nahrung des Säuglings, was Kapha verstärken kann. Dieser Kapha-Zeitraum dauert von der Geburt bis zum 16. Lebensjahr.

Das Erwachsenenalter dauert vom 16. bis zum 50. Lebensjahr. Dieser Zeitraum ist die Zeit von Pitta, in der der Mensch aktiv und voller Vitalität ist. Pitta-Störungen sind häufig zu dieser Zeit.

Das Alter ist die Vata-Zeit. In dieser Zeit treten Vata-Störungen wie Zittern, Abmagerung, Atemnot, Arthritis, Gedächtnisverlust und Faltenbildung der Haut auf.

XII. Kapitel

Langlebigkeit

Vom Zeitpunkt der Geburt bis zu seinem Tod ist der Körper in einer ständigen Auseinandersetzung mit den Alterungsprozessen begriffen. Da es der ständige Abbau von Körpergewebe und Organen auf der zellulären Ebene ist, der zum Verfall und zur Degeneration führt, muss die Regeneration auf der zellulären Ebene stattfinden. Bei der Erhaltung der zellulären Gesundheit und der Förderung der Langlebigkeit spielen die Tridoshas eine sehr wichtige Rolle. Bei der Aufrechterhaltung der Tätigkeiten der Milliarden von Zellen, aus denen der menschliche Körper zusammengesetzt ist, spielen die einzelnen Doshas eine lebenswichtige Rolle. Kapha erhält die Langlebigkeit auf der zellulären Ebene. Pitta regelt die Verdauung und Ernährung. Vata, das mit der Lebensenergie Prana eng verwandt ist, regelt alle Lebensfunktionen.

Auf einer tieferen Ebene ist es notwendig, unter den drei subtilen Essenzen im Körper, Prana, Ojas und Tejas, einen Zustand des Gleichgewichts herzustellen, um den Alterungsprozessen entgegenzuwirken. Die Tätigkeiten von Prana, Ojas und Tejas entsprechen, auf einer tieferen Ebene der Schöpfung, den Tätigkeiten von Vata, Pitta und Kapha. Richtige Ernährung, Bewegung und Lebensweise können ein Gleichgewicht unter diesen drei subtilen Essenzen herstellen und ein langes Leben ermöglichen.

Prana ist die Lebensenergie, die die Atmung, den Sauerstofftransport und den Kreislauf durchführt und auch die motorischen und sensorischen Funktionen regelt. Die vitale Kraft von Prana entfacht das zentrale Feuer des Körpers (Agni). Die natürliche Intelligenz des Körpers wird durch Prana spontan ausgedrückt. Wenn ein Kind zum Beispiel einen Eisen- oder Kalkmangel hat, wird die natürliche Intelligenz des Körpers, von Prana gelenkt, das Kind veranlassen, Erde zu essen, welche die Quelle dieser Mineralstoffe ist.

Der Kopf ist der Sitz von Prana, und Prana regelt alle höheren zerebralen Tätigkeiten. Die Funktionen des Geistes, das Gedächtnis, die Gedanken und Gefühle unterstehen alle der Kontrolle von Prana. Die physiologischen Funktionen des Herzens werden ebenfalls durch Prana geregelt. Vom Herzen tritt Prana in das Blut und regelt so die Sauerstoffversorgung in allen Dhatus und lebenswichtigen Organen.

Die biologischen Funktionen der zwei anderen subtilen Essenzen, Ojas und Tejas, unterstehen dem Prana. Während der Schwangerschaft ist der Nabel des Fötus die Hauptpforte, durch die Prana in die Gebärmutter und den Körper des Fötus eintritt. Dieses Prana regelt auch den Kreislauf von Ojas im Fötus. Bei allen Menschen, sogar beim Ungeborenen, kann eine Störung von

Prana das Gleichgewicht von Ojas und Tejas stören und umgekehrt.

Ojas ist die Essenz der sieben Dhatus oder Körpergewebe. Ojas ist die vitale Energie, die das hormonelle Gleichgewicht regelt. Das feinstoffliche Element Shukralartav, das die Essenz aller Dhatus ist, hat seinen Sitz im Herzen. Ojas ist die vitale Energie, die mit der Hilfe von Prana die Lebensfunktionen regelt. Ojas enthält alle fünf Grundelemente und alle lebenswichtigen Substanzen der Körpergewebe und ist verantwortlich für das Immunsystem und die geistige Intelligenz.

Da Ojas einen Bezug zu Kapha hat, bewirken Verschlimmerungen von Kapha Störungen von Ojas und umgekehrt. Störungen von Ojas verursachen Kapha-bezogene Störungen wie Diabetes, übermäßige Beweglichkeit von Knochen und Gelenken und Taubheit der Extremitäten. Ist Ojas vermindert, entstehen Vata-bezogene Reaktionen wie Angst, allgemeine Schwäche, Wahrnehmungsausfälle der Sinne, Bewusstseinsverlust und Tod. Ein ausgeglichener Zustand von Ojas ist notwendig für die biologische Kraft und die Abwehrkraft des Körpers.

Ghee trägt zur Steigerung von Ojas bei. Da die Muttermilch Ojas im Körper des Kindes fördert, ist es wichtig, dass das Kind Muttermilch erhält, um biologische Kraft zu entwickeln. Während des achten Schwangerschaftsmonats gelangt Ojas vom Mutterleib zum Fötus. Wenn die Geburt vorzeitig, vor der Übermittelung von Ojas stattfindet, wird der Säugling Überlebensschwierigkeiten haben. Dieses Phänomen zeigt die große Bedeutung von Ojas bei der Erhaltung der Lebensfunktionen auf. Für die Langlebigkeit ist Ojas genauso wichtig wie für den Lebensanfang.

Auf der psychologischen Ebene ist Ojas für Mitgefühl, Liebe, Friede und Kreativität verantwortlich. Durch Pranayama, spirituelle Disziplin und tantrische Methoden kann man Ojas in spirituelle Kraft umwandeln. Diese mächtige spirituelle Energie erzeugt eine Aura oder einen Lichtschein um das Kronen-Chakra herum. Ein Mensch mit starkem Ojas ist attraktiv, mit leuchtenden Augen und einem spontanen und beruhigenden Lächeln. Ein solcher Mensch ist voller spiritueller Energie und Kraft. Diese Eigenschaften können durch spirituelle Praktiken und sexuelle Enthaltsamkeit gesteigert werden. Wer sich übermäßig sexuell betätigt und onaniert, zerstreut die Ojas-Energie im Augenblick des Orgasmus. Eine Schwächung von Ojas, die sich unmittelbar auf die Abwehrkraft des Körpers auswirkt, wird die Folge sein. Ein solcher Mensch wird anfällig für psychosomatische Erkrankungen. (Siehe Rezeptteil – Anhang C: Mandelgetränk.)

Tejas ist die Essenz eines sehr subtilen Feuers, das den Stoffwechsel durch das Enzymsystem regelt. Agni, das zentrale Feuer im Körper, fördert die Verdauung, die Resorption und die Assimilation der Nahrung. Die weitere Umwandlung der Nahrungsbestandteile in feine Gewebeformen wird durch eine subtile Ebene von Agni-Energie geregelt – dies ist Tejas. Tejas ist notwendig für die Ernährung und die Umwandlung eines jeden Dhatu. Alle Dhatus haben ihren eigenen Tejas oder Dhatu-Agni. Diese Essenz ist für die physiologischen Funktionen der subtilen Gewebe verantwortlich.

Wenn Tejas gestört wird, verbrennt es Ojas, was die Abwehrkraft reduziert und die Prana-Tätigkeit übermäßig anregt. Gestörtes Prana bewirkt degenerative Leiden in den Dhatus. Ein Mangel an Tejas führt zu einer Überproduktion von ungesundem Gewebe, das Tumorwachstum bewirkt und den Fluss der Prana-Energie blockiert.

Falsche Ernährung, schlechte Lebensweise und Arzneimittelmissbrauch werden zur Störung des Gleichgewichts von Tejas führen. Scharfe und durchdringende Substanzen bewirken unmittelbar eine Steigerung von Tejas.

Genauso wie ein Zustand des Gleichgewichts unter den Tridoshas, den Dhatus und den drei Malas oder Ausscheidungsprodukten des Körpers eine notwendige Voraussetzung zur Erhaltung der Gesundheit ist, so ist die Erhaltung des Gleichgewichts von Prana, Ojas und Tejas für die Langlebigkeit von Bedeutung. Zur Herstellung eines solchen Gleichgewichts ist die vom Ayurveda gelehrte Verjüngungsmethode von größter Wirksamkeit.

Verjüngung muss auf der körperlichen, geistigen und spirituellen Ebene stattfinden. Ehe man Methoden zur Verjüngung des Körpers anwendet, muss der Körper gereinigt werden. Genauso wie ein schmutziges Tuch beim Färben nicht die richtige Farbe annehmen wird, so wird der Körper nicht durch Verjüngungsmethoden profitieren, ehe er nicht von innen heraus gereinigt worden ist. Eine zur Verjüngung eingenommene Heilpflanze passiert den Magen, den Dünndarm und den Dickdarm, ehe die Wirkstoffe in die Blutbahn gelangen. Alle diese physiologischen Wege müssen gereinigt werden, damit die Pflanze die tieferen Körpergewebe erreichen kann, wo der Verjüngungsprozess beginnt.

Durch das Anwenden der fünf Pancha Karma wird der Körper gereinigt: Erbrechen, Abführmittel, arzneiliche Einläufe, die Einführung von Arzneien in die Nase und die Blutreinigung (eine eingehende Beschreibung dieser Behandlungsmethoden findet sich im VII. Kapitel). Durch das Erbrechen wird der Magen, der Sitz des Kapha, gereinigt; Abführmittel reinigen den Dünndarm, den Sitz des Pitta; die Therapie mit arzneilichen Einläufen reinigt den Dickdarm, Sitz des Vata; und die Anwendung von Heilpflanzen über die Nasenschleimhaut klärt den Geist und das Bewusstsein. Um das Blut zu reinigen, ist ein Aderlass notwendig; durch diese Behandlung wird das Blut so gereinigt, dass das Blutplasma die verjüngenden Nähr- und Wirkstoffe der Heilpflanzen in die tieferen Gewebe transportieren kann.

Verjüngung auf der geistigen Ebene bedeutet, den Geist zu beruhigen. Ein ruhiger, meditativer Geist trägt auch zur Langlebigkeit bei. Daher muss man lernen, der „Zeuge“ aller geistigen Tätigkeiten, aller Gedanken und Gefühle zu sein und dabei von dem, was man erlebt, losgelöst zu bleiben. Eine ayurvedische Empfehlung, um geistigen Frieden zu fördern, ist Isolation und der Verzicht auf die Teilnahme an weltlichen Angelegenheiten und Gesellschaft. Diese Methode ist aber für die meisten Menschen nicht durchführbar. Der Ayurveda empfiehlt eine zweite Methode zur geistigen Verjüngung, die darin besteht, dass der Einzelne lernt, in dieser Welt zu leben, aber dabei nicht von dieser Welt zu sein. Durch diese Methode beobachtet man seine Bindungen und Verhaftungen, um herauszufinden, welche von ihnen Stress verursachen. Ein Leben ohne Verhaftung und Stress ist das glücklichste, gesündeste und friedlichste Leben und führt zu natürlicher Langlebigkeit.

Sexuelle Enthaltsamkeit, spirituelle Disziplin wie auch Yoga-Übungen sind nützliche Mittel, um sich zu verjüngen. Diese Disziplinen führen zu spirituellem Verständnis und einer gesunden, veränderten Lebensweise, die die Verjüngung fördert.

Die moderne Medizin hat eine Technologie entwickelt, mit deren Hilfe das Leben der Körperfunktionen aufrechterhalten werden kann, auch nachdem die Kommunikation zwischen dem Körper und den Gefühlen und der Seele des Einzelnen aufgehört hat. Obwohl die Bestrebungen des Ayurveda dahingehen, das menschliche Leben zu verlängern, wann immer dies möglich ist, so lehrt Ayurveda auch, dass das Leben des Einzelnen karmischen Beschränkungen unterworfen sein kann. Ayurveda achtet Leben und Tod und ihre innige Verbundenheit gleichermaßen, und bietet als Wissenschaft vom Leben auch Wege an, durch deren Hilfe der Einzelne friedlich sterben kann. Nach ayurvedischer Ansicht ist der Tod der Freund des Menschen. Der Körper stirbt, doch gibt es keinen Tod des individuellen Bewusstseins (Seele), denn dieses ist unsterblich.

Um Freiheit zu erlangen, ist Disziplin notwendig. Die ayurvedischen Grundlagen der Disziplin sind eine sorgfältige Ernährung und eine ausgewogene Lebensweise. Durch traditionelle Praktiken wie Yoga, Pranayama und Tantra wird die Disziplin auf körperlicher, geistiger und spiritueller Ebene erlangt. Durch sie gelangt der Mensch zur spirituellen und körperlichen Freiheit.

Yoga

Nach ayurvedischer Ansicht ist das Praktizieren von Yoga, einer spirituellen Wissenschaft vom Leben, eine sehr wichtige, natürliche und vorbeugende Maßnahme, um die Gesundheit zu erhalten. Ayurveda und Yoga sind miteinander verwandte Wissenschaften. Nach indischer Tradition studiert man Ayurveda, ehe man Yoga praktiziert, denn Ayurveda ist die Wissenschaft vom Körper, und nur dann, wenn der Körper einen guten gesundheitlichen Zustand erlangt hat, wird der Einzelne als reif erachtet, die spirituelle Wissenschaft des Yoga zu studieren.

Die vom Vater des Yoga, Patanjali, beschriebenen Yoga-Übungen sind sehr nützlich, um Gesundheit, Glück und Langlebigkeit zu erhalten und zu fördern. Patanjali beschrieb die so genannten acht Glieder des Yoga und der Yoga-Übungen. Diese sind: die natürliche Regulation des Nervensystems; Disziplin; Reinigung; Körperhaltung; Konzentration; Kontemplation; das Erwachen des Bewusstseins und der Zustand vollkommenen Gleichgewichts.

Durch Yoga gelangt der Mensch in einen Zustand der Ruhe, der ein Zustand des Gleichgewichts ist. Daher haben Yoga-Übungen sowohl einen heilenden als auch einen vorbeugenden Wert. Yoga-Übungen helfen einen Zustand natürlicher Ordnung und ein Gleichgewicht der Neurohormonen und des Stoffwechsels herzustellen, verbessern den endokrinen Stoffwechsel und stärken den Menschen dadurch gegen Stress. Bei der Behandlung von Stress und stressbedingten Störungen (wie hoher Blutdruck, Diabetes, Asthma und Fettleibigkeit) erweisen sich Yoga-Übungen als außerordentlich wirksam.

Yoga ist die Wissenschaft von der Vereinigung mit dem höchsten Sein. Ayurveda ist die Wissenschaft vom Leben, vom alltäglichen Leben. Wenn Yogis bestimmte Haltungen üben und Regeln befolgen, werden Energien freigesetzt und bewegt, die sich in den Energiezentren angesammelt haben und dort stagnierten. Wenn sie stagnieren, können diese Energien verschiedene Krankheiten bewirken. Yogis können vorübergehend an bestimmten körperlichen und psychologischen Störungen leiden, denn im Verlauf der Reinigung von Geist, Körper und Bewusstsein durch Yoga werden krankheitserzeugende Toxine freigesetzt. Indem sie ayurvedische Diagnose- und Behandlungsverfahren anwenden, sind die Yogis im Stande, diese Störungen wirkungsvoll anzugehen.

Ayurveda zeigt an, welche Art von Yoga für den einzelnen Menschen, je nach individueller Konstitution, geeignet ist. (Die begleitenden Diagramme zeigen an, welche Haltungen sich für die einzelnen Konstitutionstypen eignen und auch bei welchen spezifischen Störungen sie angewandt werden können.) Ein Mensch mit einer Pitta-Konstitution sollte zum Beispiel die Kopfstandhaltung nicht länger als eine Minute einnehmen. Wenn er dieses dennoch tut, wird geistige Desorientierung die Folge sein. In ähnlicher Weise sollte ein Mensch mit einer Vata-Konstitution den Schulterstand nicht zu lange machen, da diese Haltung zu viel Druck auf den siebten Halswirbel ausübt. Dieser Wirbelkörper ist empfindlich und bei der zarten Knochenstruktur von Vata kann es zu einer Verlagerung der Wirbelsäule kommen. Unterdrückter Zorn bewirkt eine Verlagerung der Halswirbel nach der rechten Seite und unterdrückte Angst nach der linken Seite. Ein Mensch mit einer Kapha-Konstitution sollte die „versteckte Lotushaltung“ nicht allzu lange einnehmen, da diese Haltung einen direkten Druck auf die Nebennierendrüsen ausübt.

Atmung und Meditation (Pranayama)

Die Atemübungen, die Pranayama genannt werden, sind eine Heilmethode des Yoga, die ein außerordentliches Gleichgewicht im Bewusstsein herstellen können. Durch das Praktizieren von Pranayama erfährt man das reine Sein und die wahre Bedeutung von Frieden und Liebe. Pranayama hat viele Heilwirkungen, es beeinflusst auch die Kreativität und vermag Freude und höchstes Glück in das Leben des Einzelnen zu bringen.

Wie beim Yoga gibt es unterschiedliche Arten von Pranayama. Ayurveda zeigt, welche Übungen für die einzelnen Konstitutionstypen geeignet sind. Ein Mensch mit einer Pitta-Konstitution sollte die Atmung durch das linke Nasenloch praktizieren. Bei dieser Übung atmet man durch das linke Nasenloch ein und durch das rechte wieder aus, wobei man Daumen und Mittelfinger zu Hilfe nimmt, um die Nasenlöcher abwechselnd zu öffnen und zu schließen. Diese Übung hat eine kühlende Wirkung im Körper, indem die weibliche Energie vermehrt wird.

Ein Mensch mit einer Kapha-Konstitution sollte die Atmung durch das rechte Nasenloch praktizieren, wobei auf der rechten Seite eingeatmet und auf der linken Seite ausgeatmet wird. Indem diese Übung die männliche Energie anregt, hat sie eine erwärmende Wirkung auf den Körper.

Ein Mensch mit einer Vata-Konstitution sollte die Atmung abwechselnd durch beide Nasenlöcher praktizieren. Da Vata eine aktive Kraft ist, führt die abwechselnde Atmung durch beide Nasenlöcher einen Zustand des Gleichgewichts herbei.

Wer übergewichtig ist, sollte die Yoga-Übung praktizieren, die als „Atem des Feuers“

bezeichnet wird. Bei dieser Übung setzt man sich in bequemer Haltung hin, atmet tief ein und schnell und kräftig durch die Nase wieder aus. Nach jeder Ausatmung kommt es spontan zur Einatmung. Diese Übung unterstützt die Verbrennung von Fett. Man sollte sie eine Minute lang durchführen und dann eine Minute ausruhen, um nach einer Minute wieder anzufangen. Die ganze Übung sollte man fünf Minuten durchführen, was einem Lauf von drei Kilometern entspricht. (Wenn ein Übergewichtiger diese Atemübung praktiziert, wird er anfangen zu schwitzen, wird durstig und hätte dann vielleicht Lust, etwas Kaltes zu trinken. Kalte Getränke sollten aber in diesem Fall vermieden werden, da sie den Fettansatz im Körper vermehren.)

Pranayama reinigt die Lungen, das Herz und andere Organe und ebenfalls die Nadis, die Ströme der Prana-Energie im Körper. Wenn Pranayama nicht mit Sorgfalt und System praktiziert wird, stellen sich Störungen dieser empfindlichen Organe ein. Bei richtiger Anwendung vermag Pranayama Krankheiten zu heilen, wird jedoch bei falscher Durchführung Krankheit erzeugen. Ohne die Führung eines Menschen, der mit diesem Heilsystem des Yogas Erfahrung hat, sollte der Leser nicht mit Pranayama beginnen.

Mantra

Mantram (Einzahl) ist ein Sanskrit-Begriff, mit dem ein Wort, oder eine Gruppe von Wörtern, bezeichnet wird, das Träger gewisser phonetischer Schwingungen und Energien ist. Bestimmte heilige Wörter des Sanskrit sind von einer ungeheueren Energie erfüllt, die freigesetzt wird, wenn diese Wörter in einer vorgeschriebenen Art und Weise gesprochen werden.

Das Sprechen eines Mantrams sollte zunächst laut geschehen und dabei laut genug sein, dass man dem Klang selber zuhören kann. Die Schwingung des Mantrams dringt tiefer und tiefer in das Herz ein, und schließlich kann man schweigen und innerlich mit den „Ultraschallklängen" arbeiten. Diese Übung erzeugt eine Fülle heilender Energie. Die Energie des Mantrams hilft einen Zustand des Gleichgewichts in Körper, Geist und Bewusstsein herzustellen. Genauso wie die Ernährung des Körpers je nach Konstitution ausgewählt werden sollte, so ist es auch mit dem Mantram, dessen Zweck und Wirkung es ist, der individuellen Seele als Nahrung zu dienen.

Meditation

Meditation bringt Bewusstsein, Harmonie und natürliche Ordnung in das Leben des Einzelnen. Sie weckt die Intelligenz, die das Leben glücklich, friedlich und schöpferisch gestaltet. Die Erweckung dieser schöpferischen Intelligenz ist der Segen der Meditation. Wir wollen zusammen eine einzelne, einfache Methode der Meditation betrachten.

Suchen Sie sich eine freie Zeit aus, frühmorgens wenn möglich, und setzen Sie sich ruhig hin. Lassen Sie Ihre Augen die Umgebung durchstreifen, Ihre Ohren die Geräusche der Umwelt aufnehmen. Entspannen Sie Ihre Muskeln. Nachdem Sie nun einige Zeit die äußere Umwelt betrachtet haben, schließen Sie Ihre Augen und richten Sie Ihr Bewusstsein auf das Innere.

Beginnen Sie allmählich, die Bewegungen Ihrer Gedanken, Wünsche und Gefühle wahrzunehmen. Beobachten Sie die Bewegungen des Flusses der Gedanken vom Ufer des Bewusstseins aus.

Yoga-Stellungen für Vata-, Pitta- und Kapha-Erkrankungen

YOGA ASANAS FÜR VATA

Bei allen Stellungen sollte die Atmung ruhig und tief sein.

1. **Bei Vata-Formen von Asthma** – Beckenstreckung, Pflug, Knie zur Brust, Schwamm.
2. **Rückenschmerzen** – Knie zur Brust, Pflug, halbes Rad, Beckenstreckung.
3. **Verstopfung** – Beckenstreckung, Yoga Mudra, Knie zur Brust, Schulterstand, Schwamm. Bei diesen Stellungen sollte der Bauch eingezogen sein.
4. **Depression** – Yoga Mudra, Pflug, Palme, Lotus-Sitz.
5. **Ischias** – Knie zur Brust, Beckenstreckung, Pflug, Yoga-Mudra, halbes Rad.
6. **Sexuelle Schwäche** – Beckenstreckung, Pflug, Schulterstand, Lotus-Sitz in Hebestellung.
7. **Krampfadern** – Kopfstand, Beckenstreckung, Schwamm.
8. **Falten** – Yoga Mudra, Beckenstreckung, Kopfstand, Pflug.
9. **Rheumatoide Arthritis** – Halbes Rad, Bogen, Pflug, Kopfstand, Beckenstreckung.
10. **Kopfschmerzen** – Pflug, Yoga Mudra, Kopfstand.
11. **Schlaflosigkeit** – Schwamm, Kobrahaltung, Beckenstreckung.
12. **Menstruationsbeschwerden** – Pflug, Kobrahaltung, halbes Rad, Yoga Mudra.

YOGA ASANAS FÜR PITTA

Bei allen Stellungen sollte die Atmung ruhig und tief sein.

1. **Magengeschwür** – Verborgener Lotus Sitali (durch die U-förmige Zunge wird durch den Mund eingeatmet).
2. **Schilddrüsenüberfunktion** – Schulterstand, Ohr-Knie-Haltung.
3. **Malabsorption** – Knie zur Brust, Fischhaltung, Heuschrecke.
4. **Hoher Blutdruck** – Schulterstand, Kobrahaltung, Halbbogen, ruhige Atmung.
5. **Zorn und Hass** – Halbbogen, Schulterstand, verborgener Lotus, Schwamm.
6. **Migränekopfschmerzen** – Sitali, Schulterstand, Fischhaltung.
7. **Kolitis** – Fischhaltung, Ohr-Knie-Haltung, Boot, Bogen.
8. **Leberstörungen** – Fischhaltung, Schulterstand, Ohr-Knie-Haltung, verborgener Lotus.
9. **Hämorrhoiden** – Fischhaltung, Schulterstand, Bogen.
10. **Stomatitis** (Entzündung der Mundschleimhaut) – Sitali.

YOGA ASANAS FÜR KAPHA

Bei allen Stellungen sollte die Atmung ruhig und tief sein.

1. **Bronchitis** – Kopfstand, Pflug, Vorwärtsbeuge, Beckenstreckung, halbes Rad, Fischhaltung.
2. **Emphysem** (Luftansammlung/ Aufblähung) – Halbes Rad, Schulterstand.
3. **Verstopfung der Nebenhöhlen** – Fischhaltung, Boot, Pflug, Bogen, Atem des Feuers (Bhasrika).
4. **Nebenhöhlenkopfschmerzen** – Löwe, Streckstellung, Fischhaltung.
5. **Diabetes** – Boot, Fischhaltung, halbes Rad, Beckenstreckung, Streckstellung.
6. **Chronische Störungen des Magen-Darm-Trakts** – Fischhaltung, Heuschrecke, Kobrahaltung.
7. **Halsschmerzen** – Löwe, Schulterstand, Heuschrecke, Fisch.
8. **Asthma** – Halbes Rad, Bogen, Boot, Schulterstand, Palme, Fischhaltung, Kobrahaltung.

YOGA ASANAS

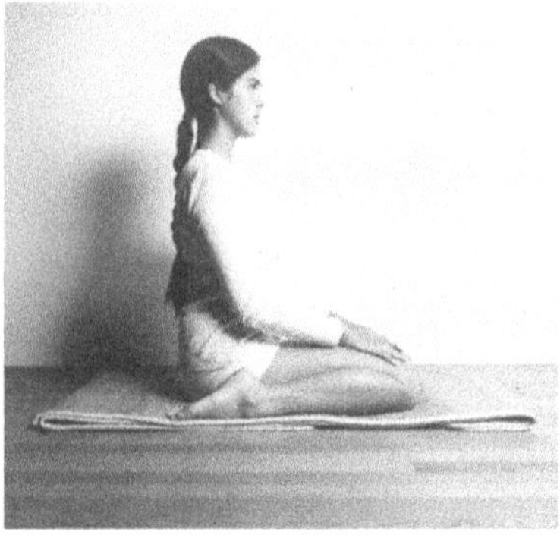

⇦Vorwärtsbeuge,
1. Schritt

Vorwärtsbeuge,⇨
2. Schritt

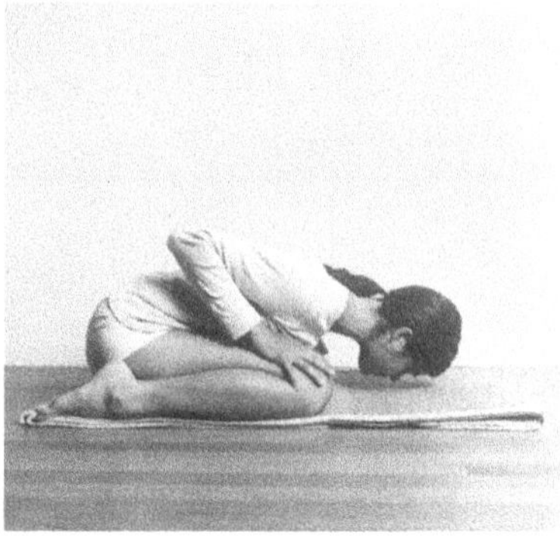

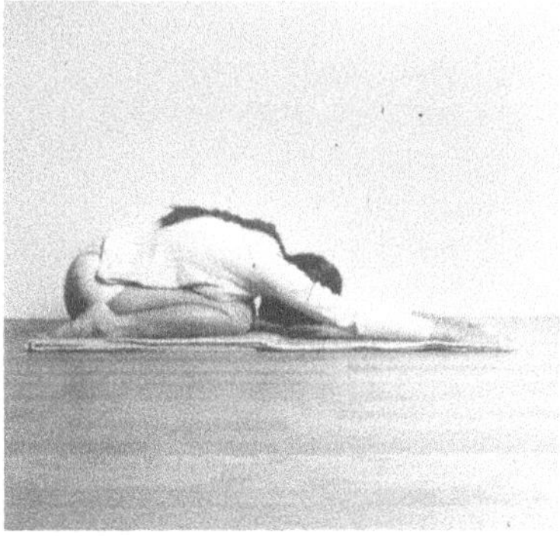

⇦Vorwärtsbeuge,
1. Variante

Vorwärtsbeuge,⇨
Detail

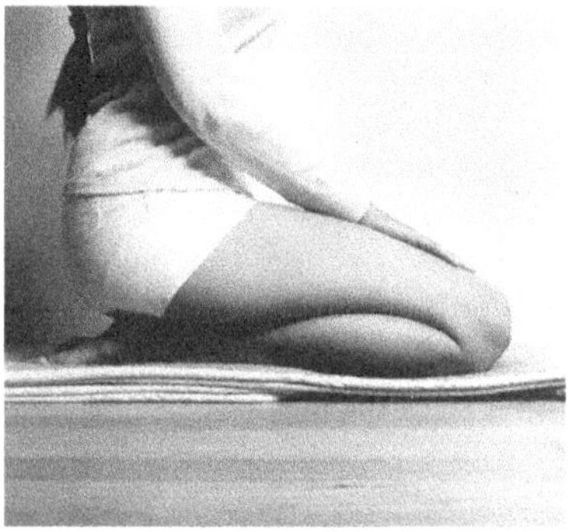

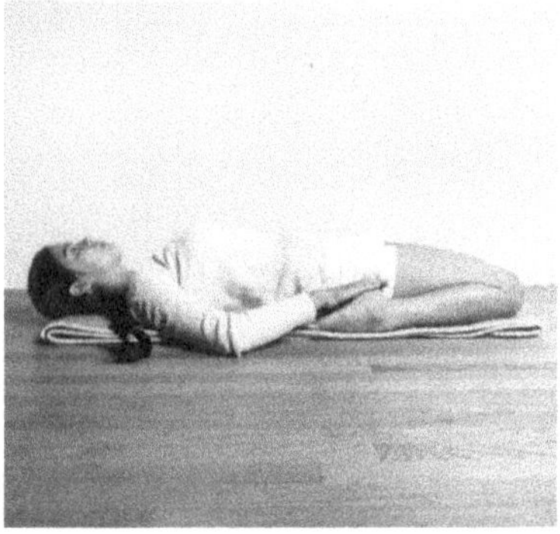

⇦Beckenstreckung

Beckenstreckung,⇨
leicht

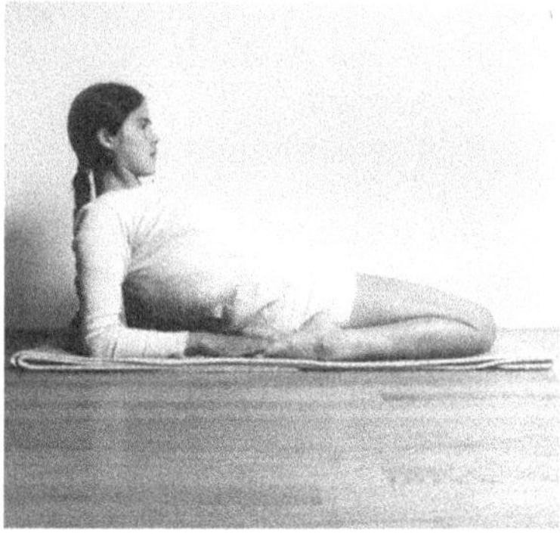

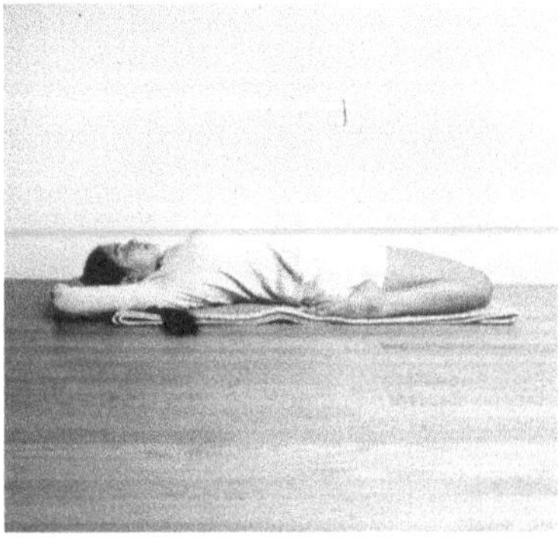

⇦Beckenstreckung,
schwierig

Streckstellung⇨

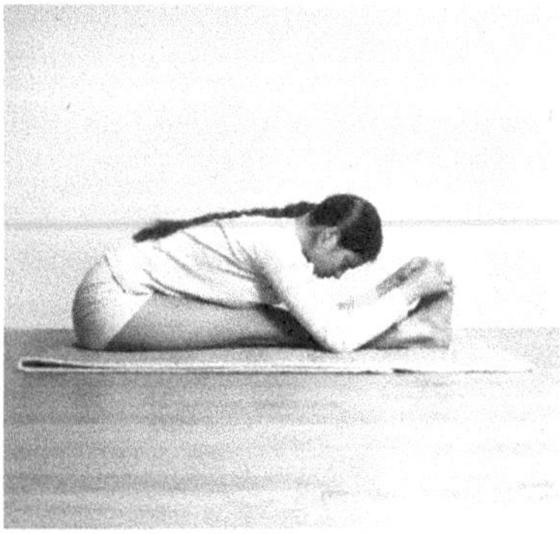

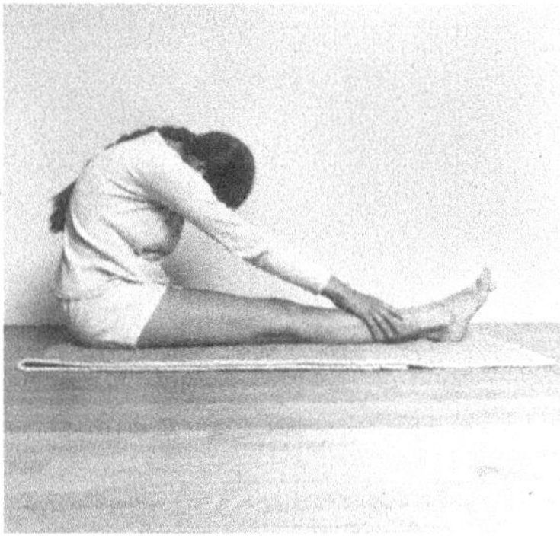

⇦Rumpfbeuge im Sitzen, falsch

Rumpfbeuge⇨ im Sitzen

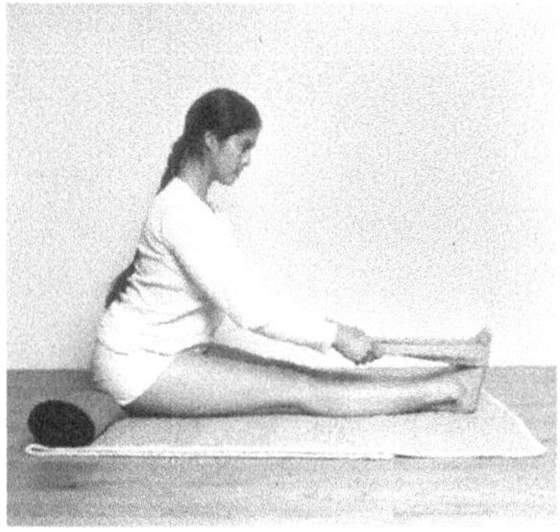

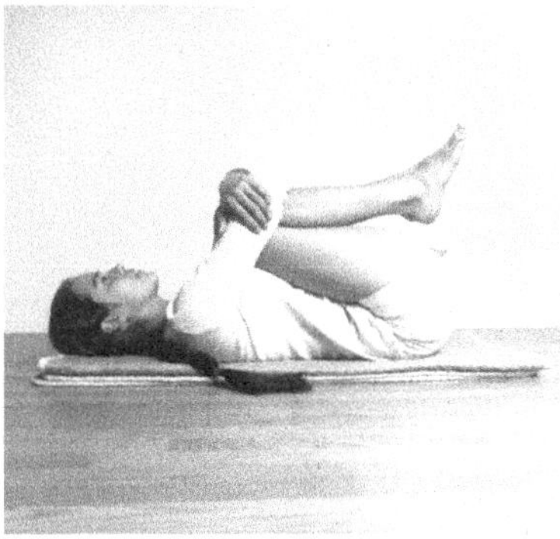

⇦Knie zur Brust, Kopf unten

Knie zur Brust,⇨ Kopf oben

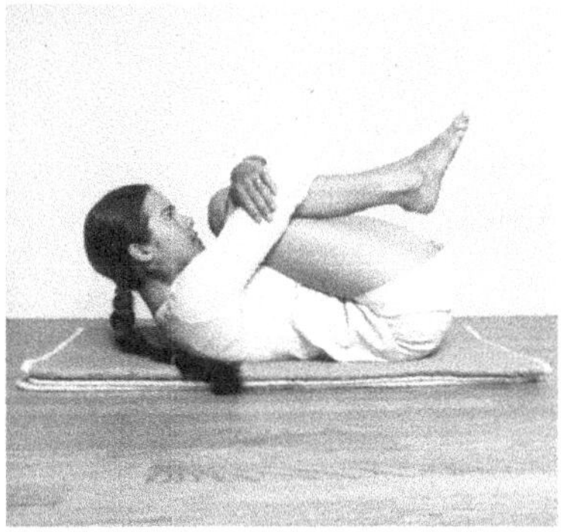

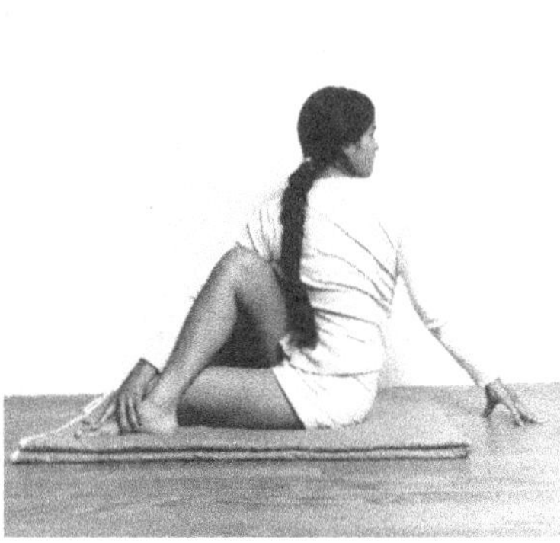

⇦Der Drehsitz

Der Pflug,⇨ richtige Haltung

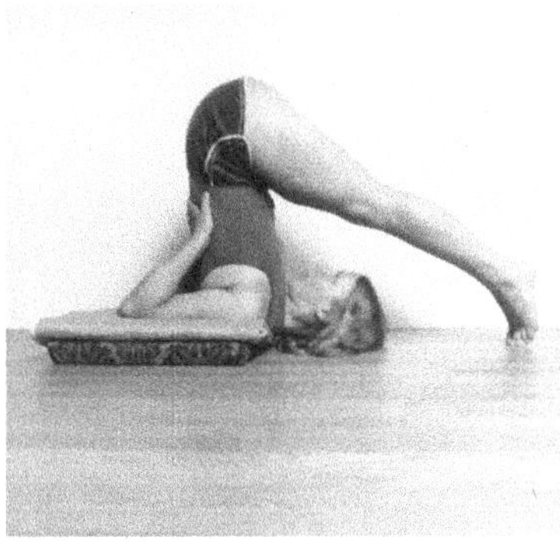

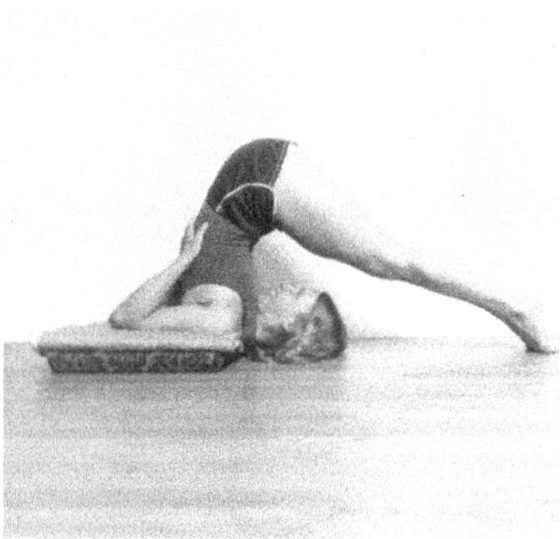

⇦Der Pflug, falsche Haltung

Der Pflug,⇨ mit Hilfestellung

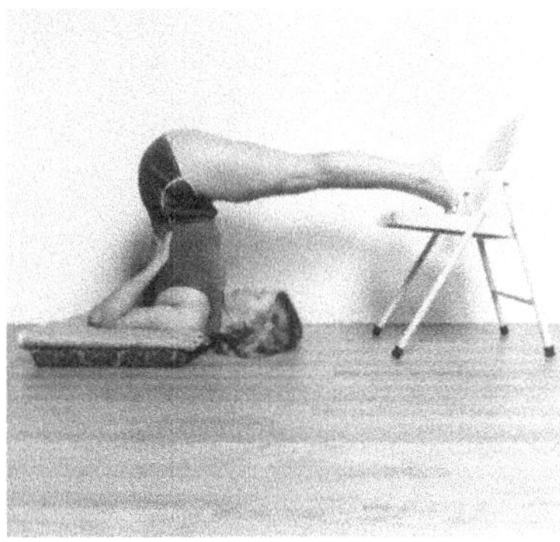

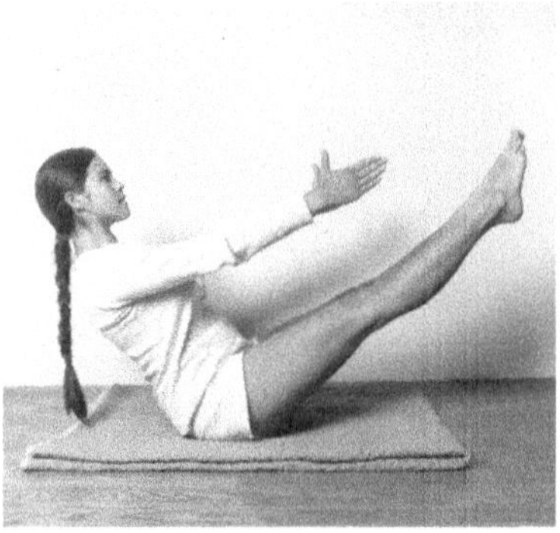

⇦Boot

Ohr-Knie⇨
Haltung

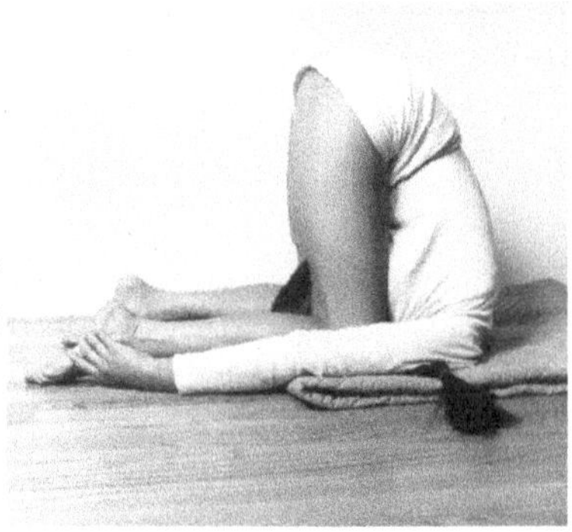

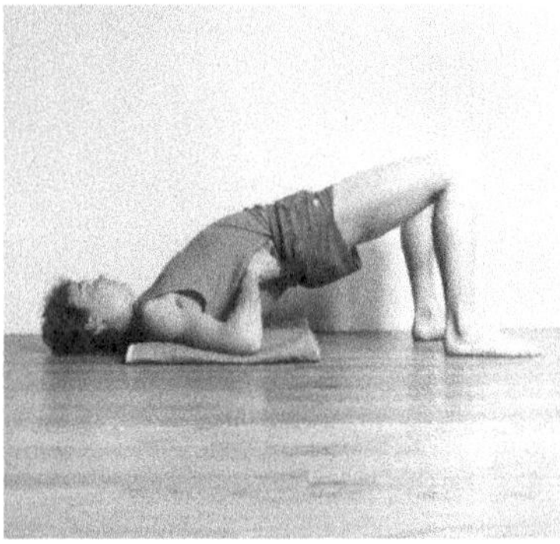

⇦Halbes Rad

Schulterstand⇨
(oder Kerze)

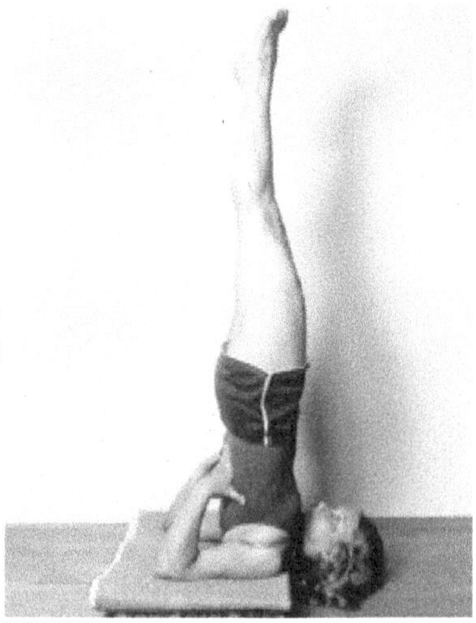

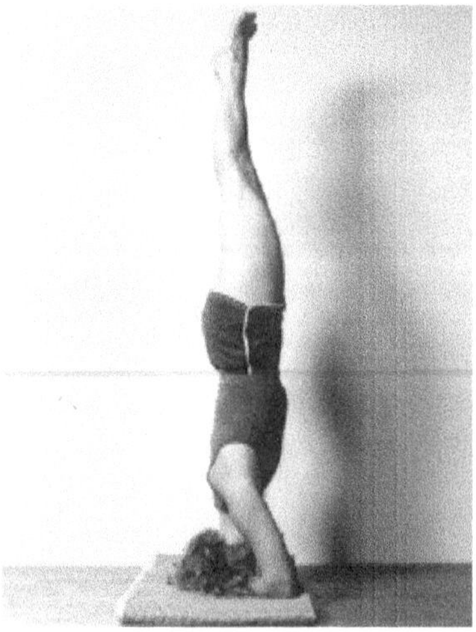

⇦Kopfstand

Kopfstand,⇨
mit Hilfestellung

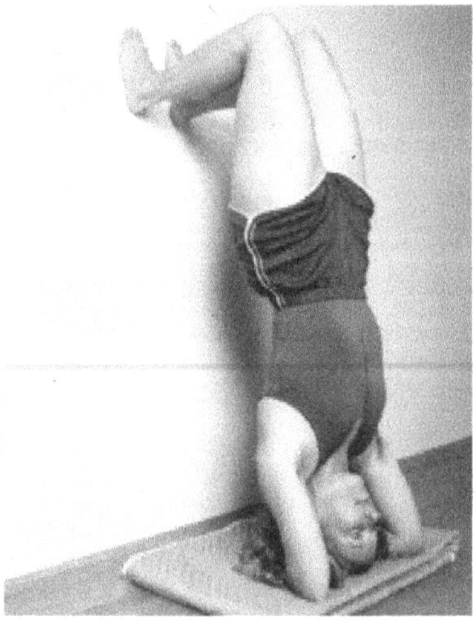

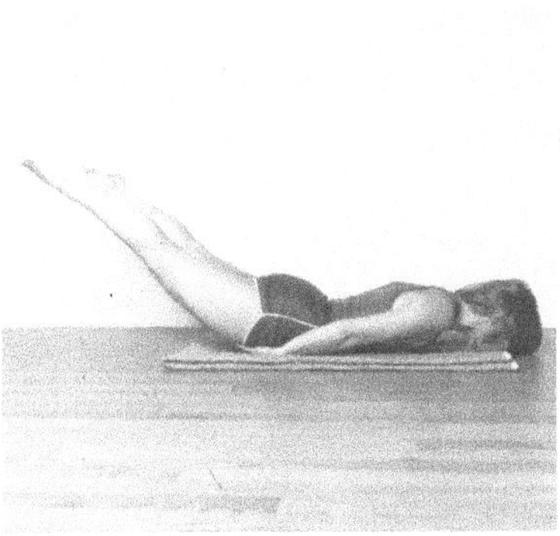

⇦Heuschrecke

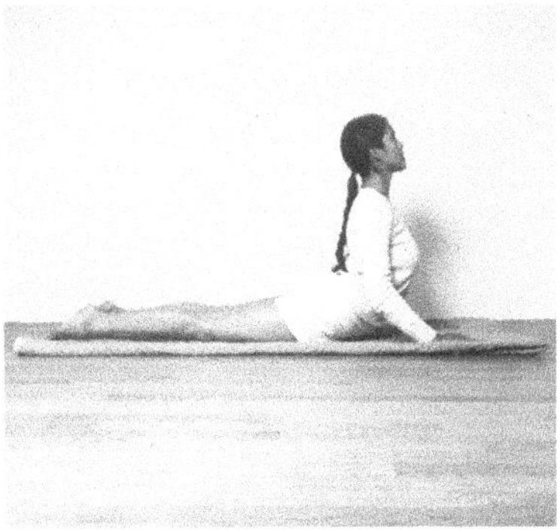

Kobrahaltung⇨

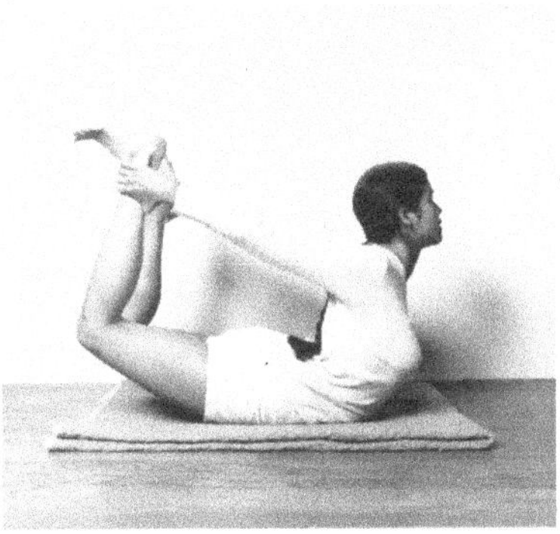

⇦Der Bogen

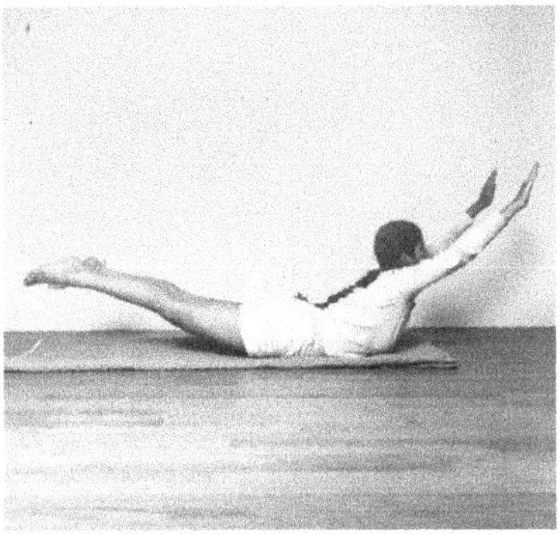

Halbbogen⇨

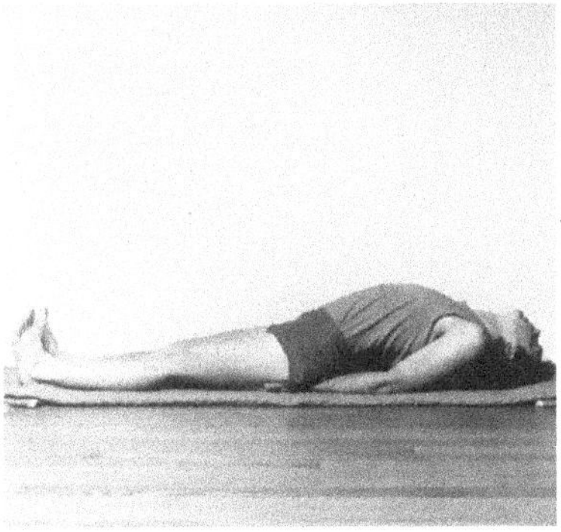

⇦Fischhaltung

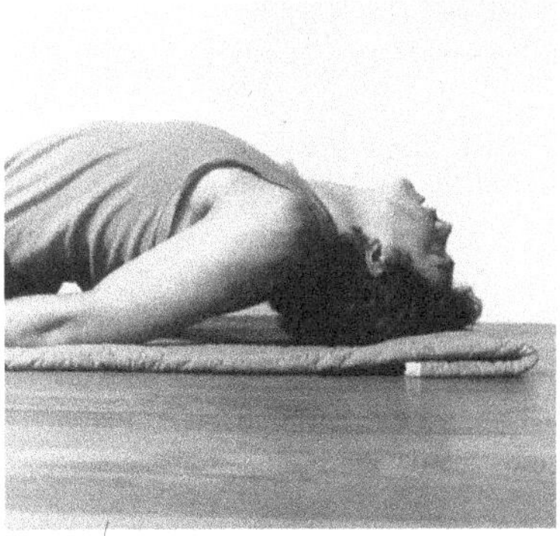

Fischhaltung,⇨ Detail

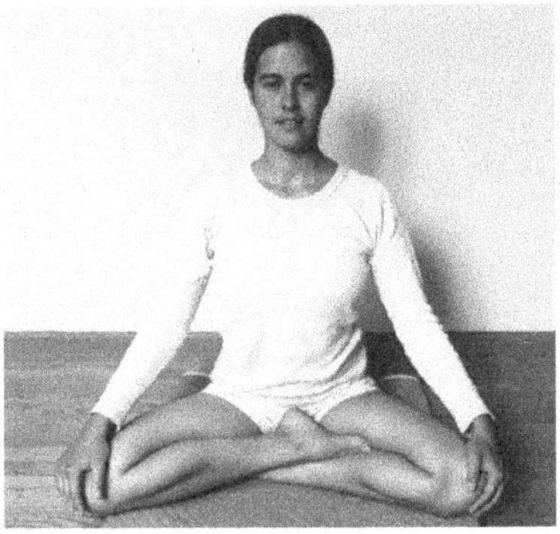

⇦Yoga Mudra, 1. Schritt

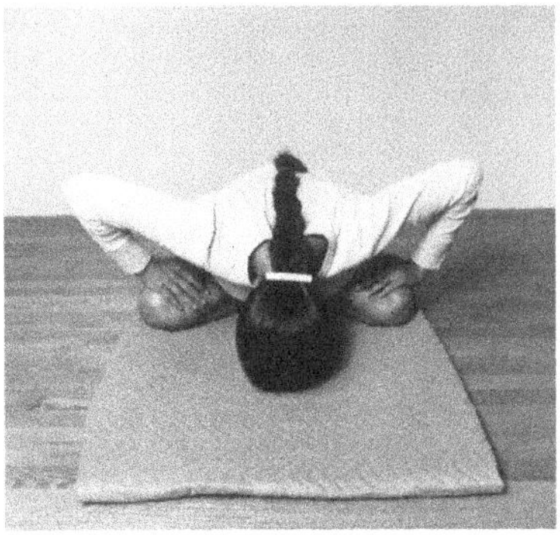

Yoga Mudra,⇨ 2. Schritt

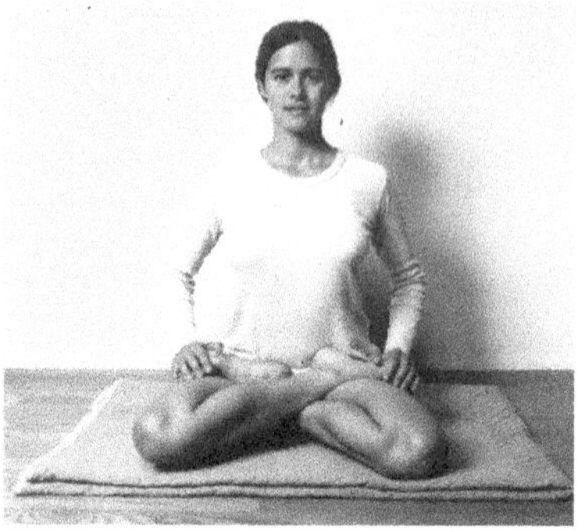

⇦Lotus-Sitz

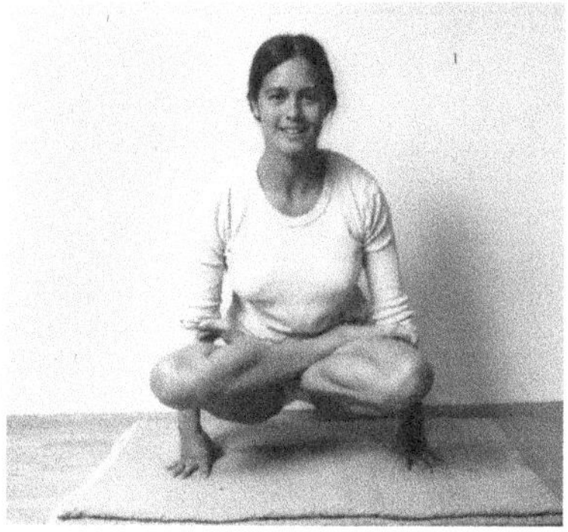

Lotus-Sitz⇨
in Hebestellung

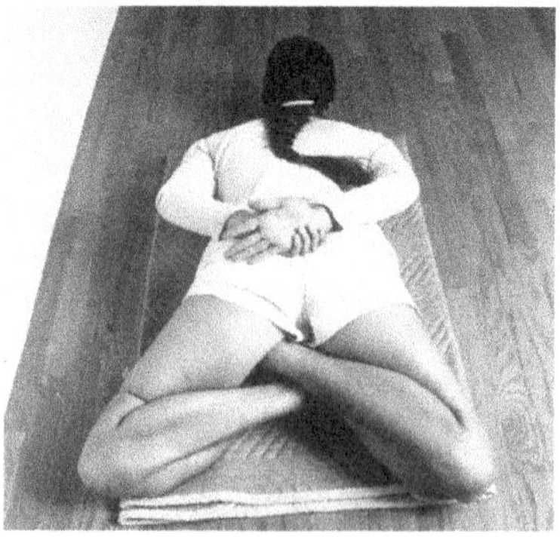

⇦Verborgener
Lotus

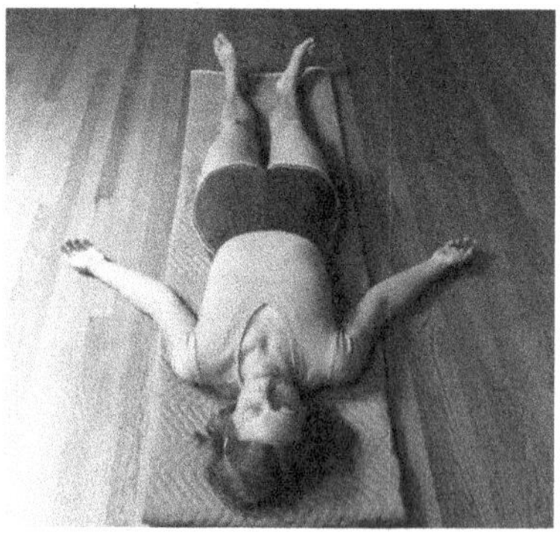

Schwamm⇨

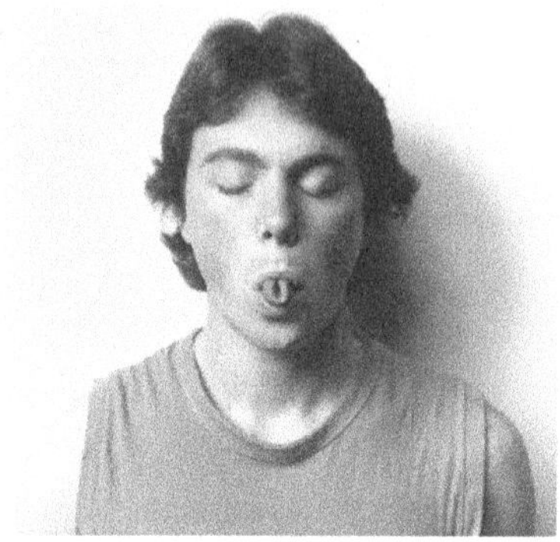

⇦Sitali

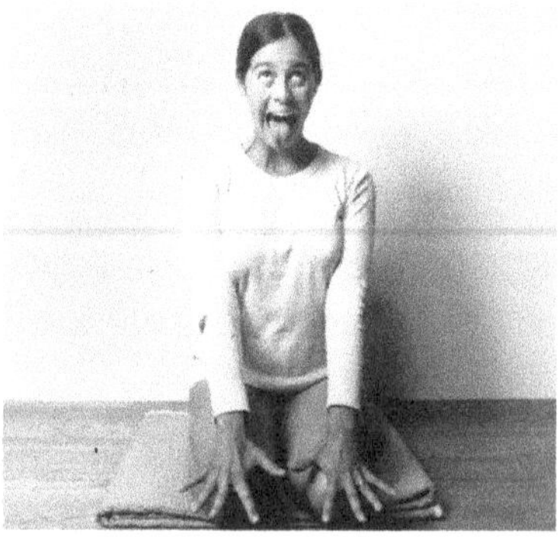

⇦Löwe

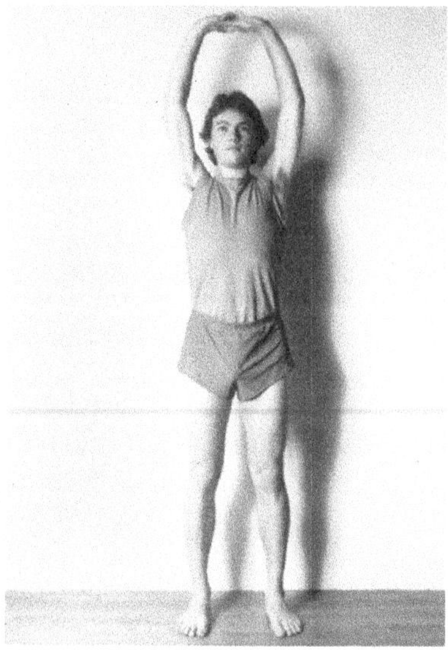

Palme⇨

Asanas bei Vata-, Pitta- und Kapha-Störungen

Dosha und Lokalisation (Sitz) im Körper

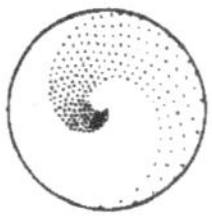

VATA
Bewegung erzeugendes Prinzip
Sitz des Vata
Dickdarm, Beckenraum
Vata-Eigenschaften
Trocken, leicht, kalt, subtil, rau, sich bewegend, klar.

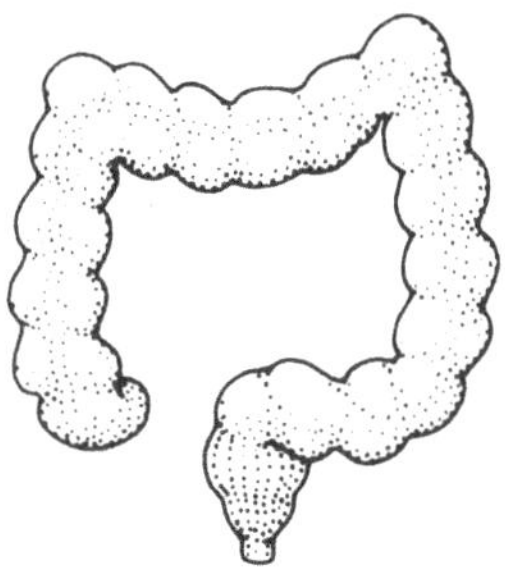

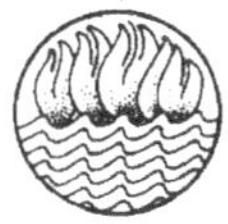

PITTA
Hitze erzeugendes Prinzip
Sitz des Pitta
Dünndarm
Pitta-Eigenschaften
Ölig, scharf, heiß, leicht, saurer Geruch, flüssig.

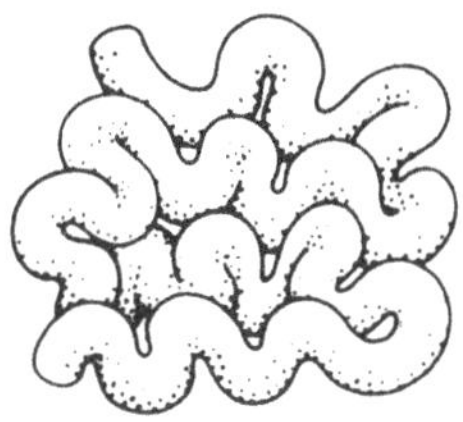

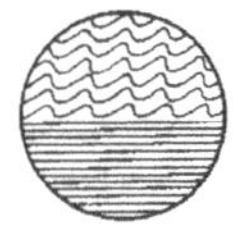

KAPHA
Struktur erzeugendes Prinzip
Sitz des Kapha
Brust, Magen
Kapha-Eigenschaften
Kalt, ölig, schwer, langsam, stetig, geschmeidig, dicht.

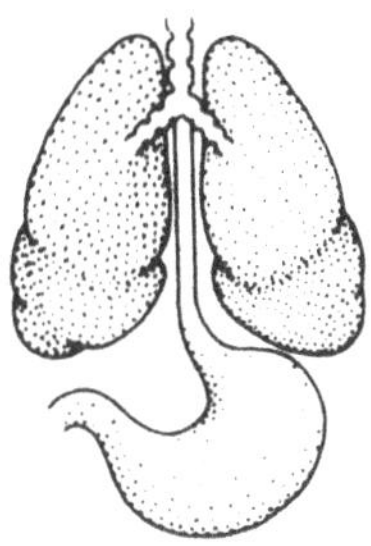

Asanas, um Störungen der Doshas auszugleichen

VATA – Asanas, die einen Druck auf den Beckenraum und Dickdarm ausüben. Asanas, die mit langsamer, regelmäßiger stiller Atmung geübt werden. Meditative Asanas, die einen Druck auf den Beckenraum ausüben und den Körper gut ‚erden'. Ausgleichende Asanas, die die Konzentration verbessern und Prana geschmeidiger und feiner machen.
Lotus-Sitz, Beckenstreckung, Rumpfbeuge im Sitzen, Pflug, Heuschrecke, Schwamm, Kobrahaltung, Knie zur Brust, Kopfstand

PITTA – Asanas, die auf die Nabelgegend wirken, die Wirkung der 'gastrischen Hitze' steigern und die Verdauung fördern. Asanas, die Leber, Milz und Dünndarm anregen und das 'gastrische Feuer', kräftigen (Agni).
Verborgener Lotus, Ohr-Knie-Haltung, Bogen, Fischhaltung, Schulterstand (Kerze), Halbes Rad, Sitali

KAPHA – Asanas, die auf Brust- und Magengegend und den Kopf wirken und dem Sitz von Kapha Energie zuführen. Kräftigende Asanas, die die Beweglichkeit steigern und Fettgewebe und Kapha reduzieren.
Drehsitz, Boot, Löwe, Rumpfbeuge im Sitzen, Palme, Halbes Rad

Versuchen Sie das, was Sie wahrnehmen, weder anzuhalten, zu verändern oder zu bewerten. Durch diesen inneren Beobachtungsprozess werden Sie von Ablenkungen gereinigt; Sie werden an den Anfang einer radikalen Umwandlung gelangen. In dem Maße, wie die ungehinderte Bewusstheit zunimmt, werden Sie sich einer vertieften Entspannung erfreuen, Sie werden erleben, dass sehr viel Energie in Ihnen freigesetzt wird: dies sind die Segen der Meditationspraxis.

Eine andere Form von Meditation erweist sich ebenfalls als sehr segensreich. Setzen Sie sich hin und beobachten Sie Ihre Atmung. Die Atmung ist die Bewegung von Prana. Prana ist die Lebenskraft und Lebensenergie und hat zwei Pole – die Einatmung und Ausatmung. Die Einatmung ist kalt, und die Ausatmung warm. Zusammen bilden sie einen natürlichen Biorhythmus. Durch die Atmung werden Sie sich der Schwingung des kosmischen Lautes bewusst. Dieser kosmische Laut, das lautlose Aum, hat zwei Manifestationen, von denen die eine männlich, die andere weiblich ist. Die männliche Manifestation wird als Hum und die weibliche Energie als So bezeichnet. Während der Einatmung werden Sie die Schwingung des kosmischen Lautes So wahrnehmen. Während der Ausatmung werden Sie den Laut Hum wahrnehmen. Bei der So-Hum Meditation kommt es zu einer Vereinigung des individuellen Bewusstseins mit dem Kosmischen Bewusstsein. Hören Sie den So-Hum, Hum-So Laut durch Ihre Atmung. Diese Schwingungen sind Klang-Energie, die mit der Lebensenergie der Atmung eins ist. Ihre Atmung wird ruhig und spontan werden, und Sie werden über Gedanken, Zeit und Raum, über Ursache und Wirkung hinausgelangen. Beschränkungen werden verschwinden; Ihr Bewusstsein wird sich leeren und sich dadurch erweitern.

Diese Verschmelzung des individuellen Bewusstseins mit dem Kosmischen Bewusstsein führt zum Samadhi, dem Zustand des höchsten Gleichgewichts. In diesem Zustand kommen Friede und Freude als Segen herab. Ihr Leben wird sich verändern, und das tägliche Leben wird zu einer neuen und frischen Erfahrung. Das Leben wird zur Meditation, denn die Meditation ist nicht etwas vom Leben Getrenntes, sondern ein Teil des Lebens. Das Leben ist Meditation, und Meditation ist Leben. Durch die Meditation wird die schöpferische Intelligenz beginnen, in Ihrem Körper, Geist und Bewusstsein tätig zu werden. In diesem neuen, erweiterten Bewusstsein werden sich alle Probleme auflösen.

Um Harmonie ins tägliche Leben zu bringen, ist Meditation notwendig. Bedenken Sie jedoch, dass die oben beschriebenen Ergebnisse der Meditation nur die Früchte einer ernsthaften und regelmäßigen Praxis sind.

Massage

Massage ist eine Therapie, die mit der Bewegung von Energie im Körper zu tun hat. Um die Gesundheit zu erhalten und einen Zustand des Gleichgewichts unter den drei Doshas herzustellen, empfiehlt Ayurveda die Massage mit verschiedenen Ölen. Der Ablauf der Massage und die Art des Öls hängen von der individuellen Konstitution ab.

Bei Zustand gestörten Vatas empfiehlt Ayurveda die Massage mit Sesamöl, um den Körper zu beruhigen und auszugleichen. Indem die Massagegriffe gegen den Verlauf der Körperbehaarung erfolgen, wird das Eindringen des Öls in die Haarfollikel gefördert. Dies ist deswegen angezeigt, da Vata-Menschen eine trockene Haut und geschlossene Follikel haben. Die Massage bei einem Menschen mit einer Pitta-Konstitution sollte mit Sonnenblumen- oder Sandelholzöl erfolgen, da diese Öle kühlende Eigenschaften haben. Bei einer Kapha-Konstitution kann man Kalmuswurzel- oder Maisöl verwenden, oder auch auf Öl verzichten.

Bestimmte Verfahren werden bei spezifischen Störungen angewandt. Wenn zum Beispiel eine Stagnation des Blutes und ein schlechter Kreislauf vorliegen, wird zum Herzen hin massiert. Bei Muskelkrämpfen, Verspannung und Schmerzen wird in der Richtung der Muskelfaser massiert. Bei Kapha-Störungen sollte die Massage morgens während der Kapha-Zeit erfolgen, bei Vata-Störungen abends, und bei Pitta-Störungen am Nachmittag. Kapha-Menschen bekommt eine tiefe Massage, während eine sanfte Massage den Vata- und Pitta-Menschen gut tut.

So-Hum Meditation

So: Kosmisches Bewusstsein
Hum: Individuelles Bewusstsein

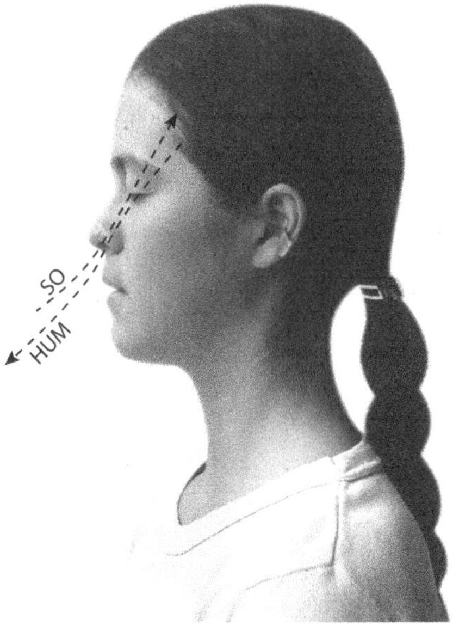

Bei der So-Hum-Meditation kommt es zu der Vereinigung des individuellen Bewusstseins mit dem Kosmischen Bewusstsein. Die männliche Manifestation während der Einatmung wird als Hum und die weibliche während der Ausatmung wird als So bezeichnet bzw. wahrgenommen. Hören Sie den So-Hum-, Hum-So-Laut durch Ihre Atmung.

XIII. Kapitel

Arzneistoffe

Die ayurvedische Pharmakologie ist eine umfassende Wissenschaft, die Tausende von Arzneistoffen beinhaltet, darunter viele pflanzliche Präparate. Darüber hinaus werden Heilmittel verwendet, die im Westen weniger bekannt sind. So werden die Heilkräfte von Edelsteinen, Metallen und Farben genutzt. Den klassischen ayurvedischen Texten zufolge haben alle Substanzen der Natur eine Heilkraft, wenn sie in der richtigen Art und Weise verwendet werden. Diese Heilmittel zielen nicht darauf ab, die Auswirkungen der Krankheit zu unterdrücken, wie es in der westlichen Medizin oft der Fall ist, sondern daraufhin, unter den aus dem Gleichgewicht geratenen Faktoren im Körper wieder Harmonie herzustellen, wodurch die Ursache der Krankheit behoben wird. Ziel und Wirkung ayurvedischer Heilmittel ist es, die Krankheit selbst zu beseitigen und nicht bloß die Symptome der Krankheit.

Ayurveda ist eine sehr praktische Wissenschaft, und die folgenden Empfehlungen, einfache Behandlungsmethoden für kleinere Beschwerden und der Gebrauch von Heil- und Gewürzpflanzen, die in der Küche allgemein angewandt werden, sind einfach und wirksam. Mindestens 80% aller Krankheiten weisen eine Selbstheilungstendenz auf, das heißt, wenn nichts unternommen wird, um den Krankheitsprozess zu beeinflussen, werden die körpereigenen Heilkräfte den natürlichen Gesundheitszustand wiederherstellen. Dieses Kapitel informiert über spezifische Methoden, um den Körper beim natürlichen Prozess des Ausgleichs zwischen innerer und äußerer Umwelt zu unterstützen und so die Heilung zu fördern.

Natürlich soll bei Beschwerden oder Krankheiten, die nach Anwendung dieser Methoden keine Besserung zeigen, der Arzt zu Rate gezogen werden. Es gibt Fälle, in denen unbedeutend erscheinenden Symptomen ernsthafte Störungen zu Grunde liegen.

Die Küchenapotheke

Die Küche kann Ihre Hausapotheke werden. Mit Hilfe Ihrer Küche und deren Schätzen können Sie Ihre Familie und sich selbst durch pflanzliche Mittel heilen. Im Folgenden werden allgemein erhältliche, natürliche Substanzen beschrieben, die zu Hause zur Anwendung gelangen können.

Alfalfa: Dieses Kraut hat einen zusammenziehenden und etwas bitteren Geschmack. Es hat anti-vata und anti-kapha Eigenschaften und darüber hinaus auch eine entzündungshemmende Wirkung. Es ist sehr nützlich, um Toxine aus dem Dickdarm zu entfernen. Alfalfa ist ein natürliches Schmerzmittel und kann bei der Behandlung von Erkrankungen wie Ischias verwendet werden. Bei Arthritis, Rheumatismus, Kolitis, Geschwüren und Anämie soll Alfalfatee vor dem Schlafengehen eingenommen werden.

Aloe: Diese gebräuchliche Heilpflanze ist überall erhältlich. Sie wirkt als allgemeines Tonikum für die Leber, jenes Organ, das an der Verdauung beteiligt ist und Toxine entgiftet. Ihre Wirkungen sind anti-vata, anti-pitta und anti-kapha, so dass keines der Körper-Doshas durch ihren Gebrauch gestört wird. Aloe hilft einen Zustand des Gleichgewichts unter Vata, Pitta und Kapha im Körper herzustellen.

Die frische Gallerte ist nützlich für Frauen, die während der Regel an Muskelkrämpfen leiden. Bei diesen Beschwerden sollten ein oder zwei Teelöffel der Gallerte mit einer Messerspitze schwarzen Pfeffers eingenommen werden. Zwei Teelöffel dreimal täglich können als allgemeines Tonikum verwendet werden. Aloe ist ein blutreinigendes Mittel und nützt so Leber, Gallenblase und Magen. Aloe ist ebenfalls hilfreich bei Geschwüren und Kolitis und wirkt entzündungshemmend. Bei Bindehautentzündung kann Aloe-Gallerte direkt auf das äußere Augenlid aufgetragen werden.

Aloe kann auch bei einer Scheiden- oder Gebärmutterhalsentzündung angewandt werden. Zur Herstellung einer Spülung löst man zwei Teelöffel der Gallerte in einem Liter warmen Wasser auf und fügt dieser Lösung noch eine Messerspitze Kurkuma bei. Diese Spülung sollte vier Tage lang jeden zweiten Tag angewandt werden. Die lokale Wirkung ist sehr groß.

Aloe hat auch kühlende Eigenschaften; jedoch bewirkt es keine Störung von Kapha, da es auch auswurffördernd wirkt. Bei Erkältungen, Husten und verstopften Atemwegen ist es dienlich, und es ist auch ein mildes abführendes Mittel.

Aloe kann auch äußerlich bei Verbrennungen, Schnittwunden und durch Gewalteinwirkung entstandenen Wunden angewandt werden. Man verwendet es zusammen mit Kurkuma, das ebenfalls den Heilungsprozess fördert. Die lokale Anwendung ist auch bei Herpes genitalis nützlich. Zur symptomatischen Linderung von Herpes werden zwei Esslöffel Gallerte mit zwei Messerspitzen Kurkuma vermischt. Dieses wird eine Woche lang jeden Abend vor dem Schlafengehen lokal angewandt.

Ampfer (Rumex crispus): Diese Heilpflanze wird in der amerikanischen und englischen Pflanzenheilkunde sehr geschätzt**. Ampfer hat anti-pitta Eigenschaften, reinigt das Blut, ist ein Abführmittel und wirkt auch entzündungshemmend. Daher wird Ampfer bei arthritischen Symptomen und zur Linderung der Schmerzen, der Empfindlichkeit und der Rötung gebraucht. Der Tee ist auch wirksam bei Dermatitis, blutenden Hämorrhoiden und entzündeten Hautausschlägen am Nacken, Rücken und unter den Achseln.

Aufgrund seiner entgiftenden Eigenschaften reinigt Ampfer das Blut und wirkt beruhigend, wenn das Gleichgewicht von Pitta gestört ist. Die Wurzel ist eine nützliche äußere Anwendung bei Geschwüren, Hautinfektionen und schlecht heilenden Schürfwunden.

Asa foetida: Diese aromatische Substanz,

** Anm. d. Übers.: Der Ampfer spielt bei uns in der Pflanzenheilkunde keine große Rolle.

das Gummiharz eines Baumes, ist ein anregendes Mittel. Asa foetida löst Krämpfe, ist ein gutes auswurfförderndes Mittel und ein natürliches Abführmittel. Eine Messerspitze Asa foetida, mit Linsen gekocht, fördert die Verdauung. Es entfacht Agni, entfernt Toxine und lindert Schmerzen.

Bei Ohrenschmerzen wird ein kleines Stück Asa foetida in ein Stück Baumwolle gewickelt und ins Ohr gelegt. Der Geruch wirkt schmerzlindernd.

Asiatisches Wassernabelkraut (Hydrocotyle asiatica): Das Blatt dieser Pflanze sieht aus wie die zwei Großhirnhälften. Asiatisches Wassernabelkraut wirkt auf das Gewebe des Gehirns. Es ist ein sehr nützliches Mittel, um das Gedächtnis und die Intelligenz zu entwickeln. Es wirkt anregend auf das Gehirn selbst, wodurch Verständnis und Auffassungsvermögen erweitert werden.

Asiatisches Wassernabelkraut lindert die Folgen von Stress und beruhigt den Geist. Im Sanskrit wird diese Pflanze als Brahmi bezeichnet (Brahma = Kosmisches Bewusstsein). Diese Pflanze fördert den Energiefluss zwischen der rechten und linken Gehirnhälfte. Sie löst auch Stauungszustände und wird bei Nebenhöhlenbeschwerden gebraucht. Um die reinigende Wirkung bei Verschleimungen zu nutzen, wird die Pulverform gebraucht: man nimmt einen viertel Teelöffel mit Honig, morgens und abends. Die Hauptwirkung vom asiatischen Wassernabelkraut bezieht sich auf den Geist und das höhere Bewusstsein. Um einen festen Schlaf und ein friedliches, frisches Erwachen zu fördern, kann man eine Tasse des Tees vor dem Schlafengehen zu sich nehmen.

Cayennepfeffer: Dieses Gewürz ist scharf und heiß und findet beim Kochen häufig Verwendung. Es entfacht das Verdauungsfeuer und ist ein gutes appetitanregendes Mittel. Es steigert den Kreislauf und wirkt schweißtreibend. Cayenne fördert die Darmentleerung und vernichtet Würmer und Parasiten. Es ist ein gutes Mittel bei Erkältungen, Husten und verstopften Atemwegen. Cayenne hat eine reinigende Wirkung auf den Dickdarm und auf die Schweißdrüsen. Zur innerlichen Anwendung kann man es in Kapselform verabreichen. Zwei Kapseln, zwei- bis dreimal täglich, helfen Blutgerinnsel aufzulösen. Es eignet sich für Vata- und Kapha-Störungen, aber nicht für Pitta-Störungen. Cayenne hilft die Schwere der Nahrung zu vermindern und macht sie leicht, schmackhaft und gut verdaulich. Cayenne sollte zu Fleisch, Linsen und Käse verwendet werden.

Flachssamen: Flachssamen sind abführend, auswurffördernd und lösen Verstopfungen. Bei diesen Störungen wird Flachstee empfohlen. Nimmt man abends eine Tasse davon, wird sich morgens der Stuhlgang ohne weiteres einstellen. Dieses Mittel unterstützt auch die Ausscheidung von Schleim durch den Stuhl.

Dieses einfache Hausmittel schafft auch Abhilfe bei Problemen, wie Verstopfung, Aufgetriebenheit und Schmerzen, die vom Bauchbereich herrühren. Flachssamen erhöhen die körperliche Spannkraft und helfen, Asthma und chronischen Husten zu bessern.

Ghee: Ghee ist ein Produkt, das aus ungesalzener Butter hergestellt wird (siehe Rezeptteil – Anhang C). Es ist ein hervorragendes appetitanregendes Mittel, das Agni entfacht und auch den Geschmack der Speisen steigert. Da es die Absonderung der Verdauungssäfte anregt, fördert es auch die

Verdauung. Ghee hilft auch, Intelligenz, Verständnis, Gedächtnis und Ojas zu steigern. Wenn es mit warmer Milch eingenommen wird, schafft es bei Verstopfung Abhilfe. Ghee wird zusammen mit verschiedenen Heilpflanzen verwendet, wodurch ihre Heilkräfte besser in die entsprechenden 'Gewebe' gelangen. In Verbindung mit Süßholz, Kalmuswurzel oder Kola wird es als ayurvedisches Heilmittel häufig angewandt (siehe Rezeptteil – Anhang C).

Ghee ist hilfreich bei chronischem Fieber, Anämie und Störungen des Blutes und nützlich zur Entgiftung. Es bewirkt keinen Anstieg des Cholesterins, wie das bei vielen anderen Ölen der Fall ist. Ghee hat anti-vata, anti-pitta und anti-kapha Eigenschaften, weswegen es beim Ausgleichen der Tridoshas hilfreich ist. Ghee fördert die Wundheilung und wirkt lindernd bei Magengeschwüren und Kolitis. Es übt einen allgemeinen guten Einfluss auf Augen, Nase und Haut aus.

Honig: Diese Substanz erzeugt Hitze im Körper; daher vermindert sie Vata und Kapha. Der Geschmack ist süß und zusammenziehend. Honig ist gut zur Heilung von inneren und äußeren Geschwüren. Honig hat wie Ghee die Eigenschaft, die Wirkstoffe der Heilpflanzen in die entsprechenden 'Gewebe' zu transportieren und wird daher als Medium für viele Substanzen eingesetzt. Honig ist ein hervorragendes blutreinigendes Mittel und hat auch einen guten Einfluss auf Augen und Zähne. Honig lindert Erkältungen, Husten und Verstopfungen der Atemwege. Äußerlich auf Wunden aufgetragen, unterstützt Honig den Heilungsprozess.

Honig und Wasser zusammen genommen erhöhen die Spannkraft des Körpers und helfen, die Nieren zu spülen. In Maßen genommen, reduziert Honig das Fettgewebe. Honig sollte nicht gekocht werden, da der Kochprozess seine Eigenschaften so verändert, dass seine Verträglichkeit für den Körper verloren geht. Erhitzter Honig kann den Verdauungstrakt belasten und die Bildung von Toxinen anregen.

Ingwer: Diese Heil- und Gewürzpflanze wird sowohl in frischer als auch in getrockneter Form angewandt. In beiden Formen ist sie aromatisch und scharf. Ingwer ist ein Anregungsmittel und ein blähungstreibendes Mittel. Frischer Ingwer enthält mehr Wasser und ist milder; die Pulverform hat eine durchdringendere Wirkung.

Tee, aus frischem Ingwer bereitet, ist gut für Vata- und Pitta-Menschen. Der getrocknete Ingwer, der sehr konzentriert und stark ist, eignet sich gut für Kapha-Menschen. Ingwer wirkt schweißtreibend, entfacht Agni, neutralisiert Toxine und fördert die Verdauungsprozesse und die Aufnahme der Nahrung im Darm. Ingwer wirkt lindernd bei Halsentzündungen, gewöhnlichen Erkältungen, verstopften Atemwegen und Nebenhöhlenbeschwerden. Ingwerwurzelpulver in heißem Wasser aufgelöst, ergibt einen Tee, den man gut mit Honig trinken kann.

Um einem Zustand von niedrigem Agni entgegenzuwirken, kann man frischen Ingwer zusammen mit einer kleinen Menge Knoblauch essen. Diese Mischung entfacht Agni, so dass der Appetit wiederkehrt. Eine Messerspitze Salz mit einem halben Teelöffel frisch geriebenem Ingwer ist auch ein hervorragendes appetitanregendes Mittel.

Ingwer ist eines der besten Hausmittel für Kapha-Probleme wie Husten, Schnupfen und Verstopfungen des Halses.

Bei Kopfschmerzen bereitet man eine Paste aus einem halben Teelöffel Ingwerpulver, das mit Wasser vermischt erwärmt, und dann auf die Stirn aufgetragen wird. Diese Paste ruft ein leichtes Brenngefühl hervor, ohne jedoch der Haut zu schaden, und nimmt die Kopfschmerzen.

Ingwer kann auch als Gewürz beim Kochen verwendet werden und ist besonders hilfreich bei kaltem Wetter. Durch die Anwendung von Ingwer sind die Speisen weniger schwer und werden leichter verdaut. Ingwer hilft, den Darm zu reinigen und fördert die regelmäßige Darmentleerung.

Ingwer kann auch äußerlich auf schmerzhafte Gelenke und Muskeln gegeben werden. Ingwer bewirkt die Freisetzung von stagnierender Energie und fördert so den Kreislauf und lindert die Schmerzen. Bei Muskelschmerzen ist ein Ingwerbad zu empfehlen. Geriebener Ingwer wird in ein Tuch getan und so am Wasserhahn befestigt, dass das Wasser über den Ingwer fließt. Dieses Ingwerwasser lindert Schmerzen und hat eine erfrischende und entspannende Wirkung.

Kalmuswurzel: Diese Heilpflanze ist heiß und durchdringend und wird als auswurfförderndes Mittel gebraucht. Sie ist ebenfalls ein Brechmittel.

Die Kalmuswurzel hat viele medizinische Eigenschaften. In Form von Pulver kann sie wie Schnupftabak genommen werden, um Erkältungen, Nebenhöhlenentzündungen und damit zusammenhängende Kopfschmerzen zu lindern. In vielen Fällen bewirkt sie einen Niesreiz, der den Atemtrakt reinigt.

Nach ayurvedischer Ansicht ist Kalmus ein Mittel gegen Krämpfe und wird bei Epilepsie verwandt. Sie wirkt auf die höheren zerebralen Funktionen und auf das Gewebe des Gehirns und hilft, das Bewusstsein zu erweitern und zu klären. Kalmuswurzel ist das beste Antidot gegen die schädlichen Wirkungen von Marihuana. Marihuana übt eine toxische Wirkung auf die Leber- und Gehirnzellen aus; wenn jedoch eine kleine Menge Kalmuswurzelpulver zusammen mit dem Marihuana geraucht wird, wird diese Heilpflanze die toxischen Nebenwirkungen der Droge vollkommen neutralisieren. In der Tat können die Nebenwirkungen aller Psychedelika durch Kalmuswurzel neutralisiert werden. Um die Intelligenz bei einem heranwachsenden Kind zu fördern, wird ein Golddraht erhitzt und in die Mitte einer Kalmuswurzel in Richtung der Längsachse gesteckt. Dieses Präparat wird auf einem groben Stein verrieben und dann mit Muttermilch vermischt. Das Kind erhält einen halben bis ganzen Teelöffel von diesem Mittel. Es schützt das Kind auch vor Kapha-Störungen.

Kalmuswurzel wird ebenfalls verwendet, um das Gedächtnis zu verbessern. Man nimmt zu diesem Zweck eine Messerspitze des Wurzelpulvers zusammen mit einem viertel bis einem halben Teelöffel Honig, morgens und abends.

Zwei bis drei Tassen Kalmuswurzeltee wirken als Brechmittel. Diese Wirkung wird bei chronischem Husten und Asthma therapeutisch genutzt. Kalmuswurzel erweitert die Bronchien und löst Stauungen im Brustbereich.

Das medizinische Kalmuswurzelöl kann an der Nasenschleimhaut eingesetzt werden und wird äußerlich zur Massage bei Vata- und Kapha-Störungen verwendet. Massagen mit diesem Öl helfen bei Verspannungen und Schmerzen der Muskulatur und bewirken ein Gefühl der Frische. Kalmuswurzel fördert den Kreislauf und ernährt das Muskelgewebe.

Kardamom: Kardamom ist aromatisch, anregend und erfrischend und entfacht auch das Verdauungsfeuer. Es erfrischt den Geist und regt die Herztätigkeit an.

Kardamom ist schwach zusammenziehend, süß und ein wenig scharf. Man sollte es nur in kleinen Mengen verwenden und in den Tee oder auf das Gemüse streuen.

Kardamom stärkt das Herz und die Lungen und lindert Blähungen. Des Weiteren lindert es Schmerzen, schärft den Geist, öffnet die Atmung und erfrischt den Atem.

Knoblauch: Diese Heil- und Gewürzpflanze enthält Öl, ist aromatisch, heiß, bitter und scharf. Bei Zuständen, in denen Vata gestört ist, schafft Knoblauch Abhilfe und lindert Blähungen. Knoblauch fördert die Verdauung und die Aufnahme der Nährstoffe im Darm und ist auch eine gute 'verjüngende' Heilpflanze.

Viele spirituelle Menschen behaupten, dass Knoblauch „Rajas" ist (hemmt die spirituelle Entwicklung) und sich daher für Menschen, die einen solchen Weg eingeschlagen haben, nicht eignet. Knoblauch regt die sexuelle Energie an und ist daher denjenigen, die sexuelle Enthaltsamkeit üben, nicht zu empfehlen.

Von der spirituellen Kontraindikation abgesehen, ist Knoblauch sehr nützlich bei Vata-Störungen. Aufgrund seiner wärmenden Wirkung ist Knoblauch während des Winters und der nassen Jahreszeiten nützlich und lindert Schmerzen in den Gelenken. Aufgrund seiner heißen und scharfen Eigenschaften ist Knoblauch für Menschen mit einer Pitta-Konstitution nicht geeignet.

Diese Heilpflanze besitzt anti-rheumatische Eigenschaften und kann des Weiteren auch bei trockenem Husten oder verstopften Atemwegen angewandt werden. Sie ist sehr hilfreich bei Kopfschmerzen, die von Nebenhöhlenerkrankungen herrühren, und bei Ohrenbeschwerden träufelt man drei bis vier Tropfen Knoblauchöl ins Ohr oder füllt das Ohr abends mit diesem Öl und schließt es durch einen Wattebausch. Am nächsten Morgen wird der Schmerz verschwunden sein.

Knoblauch bringt auch bei Zahnschmerzen Erleichterung. Empfindliche Zähne oder zurückweichendes Zahnfleisch können mit Knoblauchöl massiert werden.

Frischen Knoblauch kann man zum Kochen verwenden. Das Essen wird dadurch schmackhafter, leichter verdaulich und Agni wird entfacht. Frischer Knoblauch hat anti-vata und anti-kapha Eigenschaften.

Koriander: Es gibt zwei Arten von Koriander. Bei der einen handelt es sich um das frische Pflanzengrün; dieses wird als Cilantro bezeichnet. Die andere Form ist der getrocknete Samen, der als Koriander bezeichnet wird. Koriander ist ein aromatisches und anregendes Mittel, das die Verdauung fördert und auch kühlende Eigenschaften hat. Koriander ist ein natürliches harntreibendes Mittel und kann angewandt werden, wenn man ein brennendes Gefühl beim Wasserlassen spürt. Zu diesem Zweck werden die Samen in ein Sieb getan, heißes Wasser darüber gegossen und eine Weile ziehen gelassen. Durch diesen Tee wird der Harn alkalischer. Der Tee ist ebenfalls nützlich bei Blähungen, Verdauungsstörungen, Übelkeit und Erbrechen.

Frischer Koriandersaft hat anti-pitta Eigenschaften und wird bei Hautausschlägen, Nesselsucht und Dermatitis angewandt. Der Pflanzenbrei kann auf die Haut aufgetragen werden, um die Empfindung von Brennen zu lindern. Dieses Mittel hilft auch, das Blut zu reinigen.

Kümmel: Diese Heil- und Gewürzpflanze ist aromatisch, scharf und etwas bitter. Sie fördert die Verdauung und verbessert den Geschmack der Speisen. Des Weiteren unterstützt sie die Absonderung der Verdauungssäfte.

Geröstetes Kümmelpulver ist nützlich bei Darmerkrankungen wie Durchfall oder Ruhr. Bei solchen Leiden wird eine Messerspitze Kümmel zusammen mit frisch zubereiteter Buttermilch eingenommen (siehe Rezeptteil – Anhang C).

Kümmel bringt auch Erleichterung bei Schmerzen und Krämpfen im Bauch. Es ist ein sehr nützliches Mittel bei Pitta- und Kapha-Störungen.

Kurkuma – Gelbwurz: Diese aromatische Heil- und Gewürzpflanze ist ein Anregungsmittel und hat viele nützliche Eigenschaften. Gelbwurz ist bitter, ein wenig scharf und ein gutes blutreinigendes Mittel. Es wirkt als verdauungsförderndes Tonikum und löst Verstopfungen. Bei Erkrankungen der Atemwege wie Husten und Asthma wirkt Kurkuma beruhigend und lindernd. Des Weiteren hat Kurkuma antiarthritische und antibakterielle Eigenschaften.

Eiweißreiche Speisen kann man mit Kurkuma würzen, um sie verdaulicher zu machen und Blähungen vorzubeugen. Kurkuma ist auch ein wirksames Mittel, um die physiologische Flora des Dickdarms zu erhalten.

Bei Mandelentzündungen und Verstopfung des Halses kann man mit Kurkuma gurgeln; zu diesem Zweck gibt man je zwei Fingerspitzen Kurkuma und Salz in ein Glas heißes Wasser.

Kurkuma hat entzündungshemmende Eigenschaften. Bei Abschürfungen, Prellungen oder durch Traumata bedingten Schwellungen kann Kurkumabrei lokal angewandt werden. Einem halben Teelöffel Kurkuma fügt man eine Messerspitze Salz zu und trägt den Brei auf die betroffene Stelle auf, wodurch Schmerz, Schwellung und Entzündung rasch abklingen.

Bei der Behandlung von Diabetes ist Kurkuma ebenfalls nützlich. Vier bis fünf Kapseln nach jeder Mahlzeit genommen, helfen die normalen Blutzuckerwerte wiederherzustellen.

Muskatnuss: Die Muskatnuss ist aromatisch und anregend. Sie wird verwendet, um den Geschmack von Tee und Milch zu verbessern. Mit Milch zusammen genommen, dient sie als Tonikum für das Gehirn und das Herz. Sie wird ebenfalls verwendet, um sexuelle Schwäche zu beheben. Muskatnuss ist auch wirksam bei der Behandlung von unfreiwilligem Urinabgang, allgemeiner Schwäche, Durchfall, Blähungen, dumpfen Schmerzen im Bauch, Appetitverlust und Leber- und Milzstörungen.

Muskatnuss ist ein Beruhigungsmittel und bewirkt einen natürlichen Schlaf und ist daher hilfreich bei Schlaflosigkeit. Aufgrund seiner starken Wirkung sollte es in kleinen Mengen genommen werden – jeweils eine Fingerspitze – und nur von Erwachsenen.

Es ist ein sehr nützliches Mittel für Vata- oder Kapha-Menschen. Bei Menschen, die eine Pitta-Konstitution haben, kann Muskatnuss in kleineren Mengen verwendet werden.

Natriumcarbonat/Soda/Backpulver: Wenn es beim Kochen von Kichererbsen oder schwarzen Bohnen hinzugefügt wird, werden sie dadurch leichter, und der Kochprozess wird gefördert. Dieses Mittel bindet Säure. Eine Messerspitze in einer Tasse warmes Wasser, zusammen mit dem Saft einer halben Zitrone, bringt Erleichterung bei überschüssiger Magensäure, Blähungen und Verdauungsstörungen. Eine halbe Tasse Soda dem Badewasser hinzugefügt, fördert den Kreislauf und macht die Haut weich. Soda wirkt lindernd bei Hautinfektionen, Nesselsucht und Hautausschlägen und fördert die Gesundheit und Hygiene der Haut.

Nelke: Dies ist eine weitere aromatische Pflanze, mit heißen, scharfen, öligen und stechenden Eigenschaften. Daher wird Pitta durch ihren Gebrauch gestört. Nelken sind nützlich, um Vata und Kapha zu kontrollieren.

In Pulverform können Nelken zusammen mit Gemüse und Obst verwendet werden. Aus dem Pulver kann auch ein Tee bereitet werden. Fügt man dem Ingwertee eine Messerspitze Nelkenpulver zu, so hat dies einen günstigen Einfluss auf Vata und Kapha.

Nelken sind ein natürliches schmerzstillendes Mittel. Man verwendet Nelkenöl, um Zahnschmerzen zu lindern. Zu diesem Zweck wird ein kleines Stück Watte in Nelkenöl getaucht und an die schmerzende Stelle gelegt.

Bei Husten, verstopften Atemwegen, Erkältungen und Nebenhöhlenbeschwerden sind Nelken von guter Wirkung. Um Verstopfungen zu lösen, werden einige Tropfen Nelkenöl in kochendes Wasser getan und die Dämpfe anschließend eingeatmet. Stauungen und Verstopfungen der Nase werden so gebessert.

Trockener Husten wird durch das Kauen eines Nelkenstückes zusammen mit Kandiszucker gebessert. (Kandiszucker wird empfohlen, um keine Störung von Pitta zu verursachen, da Nelken scharf sind und ein brennendes Gefühl auf der Zunge erzeugen.)

Pfeffer (schwarz): Pfeffer ist ein heißes und scharfes Gewürz und ein Anregungsmittel, das Agni entfachen hilft. Pfeffer steigert die Absonderung der Verdauungssäfte und verbessert den Geschmack der Speisen. Verstopfung, trockene Hämorrhoiden, Blähungen und Appetitmangel werden durch den Gebrauch von Pfeffer gebessert. Um Würmer im Dickdarm zu bekämpfen, kann man dieses Gewürz mit einer kleinen Menge Honig zusammen nehmen. Gemahlener Pfeffer sollte ausschließlich aus ganzen Pfefferkörnern hergestellt werden.

Schwarzer Pfeffer hat auch abschwellende Eigenschaften. Bei Nesselsucht wird eine Messerspitze mit Ghee vermengt und äußerlich aufgetragen. Schwarzer Pfeffer ist heiß und scharf, doch wenn er mit Ghee vermischt wird, ist er bei Pitta-Störungen wie Dermatitis und Nesselsucht hilfreich.

Rizinusöl: Diese Substanz ist ein Abführmittel, dessen Unschädlichkeit sogar einen Gebrauch bei Säuglingen gestattet. (In diesem Fall sollte die Mutter ihren Finger in das Öl eintauchen und das Kind daran saugen lassen.) Bei chronischer Verstopfung sollte ein Esslöffel Rizinusöl mit einer Tasse Ingwertee eingenommen werden. Dieses Tonikum neutralisiert Toxine und lindert Blähungen und Verstopfung.

Rizinusöl ist auch ein Antirheumatikum,

da es ein natürliches schmerzlinderndes und abführendes Mittel ist.

Der aus der Rizinuswurzel zubereitete Tee wird bei der Behandlung vieler Vata-Störungen wie Arthritis, Ischias, chronischen Rückenschmerzen und Muskelkrämpfen verwendet. Der Tee hat antiarthritische und entzündungshemmende Eigenschaften, löst Stauungen und ist auch bei der Behandlung von Gicht wirksam.

Salz: Die meisten Menschen benützen Salz lediglich, um den Geschmack der Speisen zu verbessern, es hat jedoch auch medizinische Eigenschaften. Salz enthält 'Wasser' und ist ein Meeresprodukt. Da es 'Wasser' und 'Feuer' enthält, bewirkt es Störungen von Pitta und Kapha. Man sollte nur kleine Mengen beim Kochen verwenden.

Bei Blähungen und Auftreibungen des Bauchs schafft Salz Abhilfe. Es reinigt den Mund, regt die Absonderungen des Verdauungstraktes an und fördert die Verdauung.

Bei äußeren Schwellungen kann Salz angewandt werden. Zu diesem Zweck wird es in einer Pfanne erhitzt und in ein Leinensäckchen gefüllt, welches dann aufgelegt wird. Salz ist auch ein natürliches schmerzlinderndes Mittel und kann als lokales Mittel äußerlich angewandt werden. Salz fördert die Drainage von Flüssigkeiten: um Kapha zu reinigen und eine Verstopfung der Nase zu beheben, führt man einige Tropfen einer konzentrierten Salzlösung in die Nase ein.

Senf: Senf ist sehr scharf, heiß, durchdringend und ölig. Die Samen werden als Küchengewürz verwendet. Senf entfacht Agni und neutralisiert Toxine. Senf muss jedoch vorsichtig verwendet werden, da es Störungen von Pitta bewirken kann.

Senf wirkt als schmerzstillendes Mittel und lindert Muskelschmerzen. Senf ist ein blähungstreibendes Mittel und hilft auch, Verstopfungen zu lösen. Senfpulver, mit Wasser vermischt, kann als Breiumschlag verwendet werden. Dieser sollte jedoch nicht unmittelbar auf die Haut gelangen, da es sonst zur Bläschenbildung kommen kann. Der Senfbrei wird auf ein Tuch aufgetragen und dieses dann auf die Haut aufgelegt, um Gelenk- oder Brustschmerzen zu lindern.

Senf kann auch zu heißen Umschlägen bei Muskelkrämpfen verwendet werden. Senfsamen werden in einem kleinen Tuch zusammengebunden und das Tuch in heißes Wasser gelegt. Hände und Füße werden dann in dieses Wasser getaucht, um Gelenk- und Muskelschmerzen zu lindern. Senfsamen, mit Wasser vermischt, entspannen die Muskulatur.

Senf kann man zum Kochen und Braten verwenden. Sesamöl wird in einer Pfanne erhitzt; wenn das Öl heiß ist, werden ungefähr zwei Fingerspitzen Senfsamen mit Knoblauch, Zwiebeln und Gemüse gebraten. Das Gemüse wird dadurch leicht und gut verdaulich. Senf kann bei Verdauungsstörungen, Auftreibung des Bauchs und bei Unwohlsein, das von einer gestörten Verdauung herrührt, verwendet werden.

Süßholz: Diese Substanz ist süß und ein wenig zusammenziehend. Sie ist ein natürliches auswurfförderndes Mittel. Süßholz reinigt die Mundhöhle, fördert den Speichelfluss und vermehrt die Absonderungen im Magen-Darm-Trakt. Durch das Kauen eines Süßholzstückes werden Mund und Zähne gereinigt und dem Zahnverfall wird entgegengewirkt. Süßholz hat auch eine keimtötende Wirkung. Es kann bei Husten, Erkältungen und verstopften Atemwegen verwendet werden. Zu diesen Zwecken wird es in Form von Süßholztee gebraucht, um den Auswurf zu fördern.

Süßholz ist ebenfalls ein Emetikum. Zwei bis drei Gläser starken Süßholztees bewirken Übelkeit und Erbrechen, was dabei hilft, übermäßigen Schleim, der sich im Magen angesammelt hat, zu entfernen, wie auch den übermäßigen Schleim, der Stauungen im Brustraum verursacht.

Süßholz ist auch ein sehr nützliches Mittel bei Magengeschwüren und Magenschleimhautentzündungen. Zur Behandlung dieser Leiden nimmt man einen Teelöffel Süßholzpulver, oder etwas weniger, auf eine Tasse Tee.

Man kann ein medizinisches Süßholzöl herstellen, oder es auch mit Ghee zum innerlichen medizinischen Gebrauch vermischen. Dieses Präparat findet bei Diabetes, Bronchitis, Erkältungen und wiederholten Asthmaanfällen Verwendung (siehe die Herstellung von Süßholz-Ghee im Rezeptteil – Anhang C).

Süßholz-Ghee kann äußerlich auf Wunden aufgetragen werden. Septische oder schlecht heilende Wunden werden durch die äußere Anwendung von Süßholz-Ghee geheilt. Regelmäßige Einnahme von Süßholz-Ghee (einen halben Teelöffel täglich) hilft, die Entzündung von Magengeschwüren zu lindern.

Bei Gallenblasenentzündungen ist Süßholz ebenfalls sehr wirksam. Nach dem Essen genommen, fördert Süßholztee die Verdauung und ist hilfreich bei Verstopfung.

Zimt: Dies ist eine aromatische Heil- und Gewürzpflanze mit anregenden, antiseptischen und erfrischenden Eigenschaften. Der Geschmack ist ein wenig scharf und zusammenziehend. Die Wirkung auf den Körper ist erhitzend.

Zimt ist ein gutes Mittel zur Entgiftung und schafft Frische, stärkt das Gewebe und erhöht dessen Spannkraft. Zimt hat auch schmerzlindernde Eigenschaften. Es lindert Vata- und Kapha-Störungen und kann auch bei Pitta-Erkrankungen verwendet werden, wenn es in kleinen Mengen gebraucht wird. Wenn es aber im Übermaß verwendet wird, sind Störungen von Pitta die Folge. Zimt entfacht Agni, fördert die Verdauung und hat eine natürliche reinigende Wirkung. Es regt auch die Schweißabsonderung an. Es ist ein gutes Mittel, um Erkältungen, Stauungen und Entzündungen zu lindern. Zimt, Kardamom, Ingwer und Nelken werden zusammen als Tee bei Husten, Verstopfungen und zur Verdauungsförderung verwendet. Man sollte es nur in kleinen Mengen, messerspitzenweise, gebrauchen.

Zwiebel: Die Zwiebel ist ein starkes Reizmittel, scharf und aromatisch. Innerlich genommen, wirkt sie erhitzend. Ihre Dämpfe enthalten Ammoniak, sie reizen die Augen und bewirken Absonderungen der Nase und der Augen. Zwiebeln regen die Sinne an; fühlt man sich schwach oder schwindlig, bringt das Einatmen der Dämpfe einer aufgebrochenen Zwiebel rasche Hilfe. Zwiebeln fördern die Verdauung und regen die sexuelle Energie an. Sie sind ein Rajas-Nahrungsmittel, und daher denjenigen, die sexuelle Enthaltsamkeit als spirituelle Disziplin üben, nicht zu empfehlen.

Gekochte Zwiebeln sind süß und weniger scharf. Wenn sie als Breiumschlag auf ein Furunkel aufgelegt werden, bringen sie es zur Reifung. Hohes Fieber und dadurch hervorgerufene Krämpfe können durch das Auflegen von rohen, geriebenen Zwiebeln, die man in ein Tuch wickelt, gelindert werden, wobei sie entweder auf die Stirn oder auf den Bauch gelegt werden.

Zum Einatmen durch die Nase oder als Augentropfen können Zwiebeln bei akuten epileptischen Anfällen angewandt werden. Sie helfen auch, den Cholesterinspiegel zu senken und sind ein gutes Herztonikum; Zwiebeln bewirken eine Verlangsamung des Pulses. Eine halbe Tasse frischer Zwiebelsaft, mit zwei Teelöffeln Honig innerlich genommen, ist hilfreich bei Asthma, Husten, Krämpfen, Übelkeit und Erbrechen. Dieses Mittel hilft auch, Darmparasiten zu töten. Eine geriebene Zwiebel mit einem halben Teelöffel Kurkuma und einem halben Teelöffel Currypulver lindert Gelenkschmerzen, wenn man diese Paste auf die betroffenen Stellen auflegt.

Metalle*

Neben dem medizinischen Gebrauch von Heilpflanzen werden im Ayurveda auch die Heilkräfte von Metallen, Edelsteinen und Steinen genutzt. Den ayurvedischen Lehren zufolge ist die Energie des allumfassenden Bewusstseins in allen Dingen der Schöpfung. Alle Formen der Materie sind nur äußere Manifestationen dieser Energie. Prana, die Lebenskraft, entspricht dieser allumfassenden Energie, die die Essenz aller Materie ist. Metalle, Steine und Edelsteine sind daher die äußeren Manifestationen bestimmter Energieformen. Diese Substanzen enthalten Prana-Energie, die zu Heilzwecken genutzt werden kann. Die alten Rishis Indiens haben diese heilenden Energiewirkungen durch Meditation entdeckt.

Durch den Gebrauch von Edelsteinen und Metallen kann schädlichen Einflüssen auf Körper, Geist und Bewusstsein entgegengewirkt werden. Wenn Edelsteine und Metalle mit der Haut in Berührung kommen, üben sie einen elektromagnetischen Einfluss auf die Körperzellen und die tieferen Gewebe aus. Drohende Leberstörungen können zum Beispiel durch das Tragen eines Armbands aus Blei und Silber abgewendet werden.

Die körperliche Gesundheit hängt sowohl von kosmischen Einflüssen als auch vom jeweiligen spirituellen und geistigen Zustand des betreffenden Menschen ab. Genauso wie ein Haus durch einen kupfernen Blitzableiter vor Blitzeinschlag geschützt wird, so kann der Körper vor elektrischer und magnetischer Strahlung in der Atmosphäre durch den Gebrauch

* Bei unsachgemäßem Gebrauch können die folgenden Metalle toxische Wirkungen entfalten. Sie sollten daher nur unter der Aufsicht eines qualifizierten Arztes angewandt werden.

von Edelsteinen und Metallen geschützt werden. Reine Metalle strahlen ein astrales Licht ab, das den negativen Einwirkungen der Planeten gegenüber eine kräftige Gegenwirkung entfaltet.

Alle Metalle enthalten große Heilkräfte. Die Schwermetalle wie Quecksilber, Gold, Silber, Kupfer, Eisen, Blei und Zinn werden zu Heilzwecken gebraucht. Auch reine Metalle können jedoch Verunreinigungen enthalten, die eine toxische Wirkung auf lebenswichtige Organe wie Nieren, Leber, Milz und Herz entfalten. Daher schreiben die ayurvedischen Lehren besondere Methoden zur Reinigung der Metalle vor. Das betreffende Metall wird erhitzt und mit Öl, Kuhurin, Milch, Ghee, Buttermilch oder saurem Getreidebrei behandelt. Diese alten Methoden bewirken eine subtilere Reinigung als bloße chemische Verfahren, wodurch sich die Wirkung des jeweiligen Metalls auf das Körper-'Gewebe' frei von toxischen Nebenwirkungen entfaltet. Im Folgenden wird die Heilwirkung einiger Metalle beschrieben.

Blei: ist bei Hautkrankheiten von großer Wirksamkeit. Es wird ebenfalls bei der Behandlung von Ausfluss, Weißfluss, Schwellungen, Gonorrhoe und Syphilis verwendet.

Eisen: übt einen guten Einfluss auf Knochenmark, Knochengewebe, die roten Blutzellen, Leber und Milz aus. Es steigert die Bildung der roten Blutzellen, weswegen man die Asche zur Behandlung von Anämie verwendet. Eisen ist ein wirksames Mittel bei Leber- oder Milzvergrößerungen. Es kräftigt die Muskulatur und das Nervengewebe und hat verjüngende Eigenschaften.

Gold: ist ein wirksames Nerventonikum. Es verbessert das Gedächtnis, stärkt den Herzmuskel und steigert die Lebenskraft: Gold ist nützlich bei Hysterie, Epilepsie, bei Herzinfarkt und bei Lungen- und Milzschwäche.

Gereinigtes Gold kann zu Asche verwandelt werden, wenn es in einem Feuer verbrannt wird. Die Energie des Goldes kann auch durch den Gebrauch von arzneilichem Goldwasser genutzt werden. Zur Herstellung dieses Wassers wird ein goldener Schmuckgegenstand (ohne Stein) zusammen mit einer Wassermenge, die etwa zwei Gläsern entspricht, in einen Topf gegeben und so lange gekocht, bis ungefähr die Hälfte des Wassers verdunstet ist. Während dieses Vorgangs wird die elektronische Energie des Goldes auf das Wasser übergehen. Von diesem Wasser wird ein Teelöffel zwei- bis dreimal täglich genommen. Goldwasser hat eine energetisierende Wirkung auf das Herz, wodurch ein schwacher Puls sich kräftigt und stark wird. Goldwasser verbessert das Gedächtnis, die Intelligenz und das Auffassungsvermögen und regt das Erwachen des Bewusstseins an.

Gold hat erhitzende Eigenschaften und sollte daher bei Menschen, die eine Pitta-Konstitution haben, mit entsprechender Vorsicht angewandt werden. Manche Menschen vertragen Gold nicht und bekommen einen Hautausschlag, wenn es bei ihnen angewandt wird.

Kupfer: ist von guter Wirkung, wenn ein Übermaß an Kapha und Fettgewebe gegeben ist. Es ist ein gutes Tonikum für Leber, Milz und das Lymphsystem, und ist besonders nützlich für Menschen, die zu Fettansatz, Flüssigkeitsretention oder zu Lymphstauungen neigen. Kupfer ist auch nützlich bei der Behandlung von Anämie.

Zur Behandlung von Fettleibigkeit, Leber- und Milzstörungen werden zehn Kupfermünzen in Kalkwasser gewaschen und dann in einem Liter Wasser so lange gekocht, bis ein halber Liter im Gefäß verbleibt. Zwei Teelöffel dieses Kupferwassers sollten dreimal täglich für die Dauer eines Monats eingenommen werden. Ebenfalls nützlich ist es, ein kupfernes Armband zu tragen.

Quecksilber: ist ein sehr schweres Metall, das von tiefgreifender Wirkung ist. Es hilft, das Enzymsystem anzuregen, und hat einen umwandelnden und regenerierenden Einfluss auf das 'Gewebe'. In der indischen Mythologie wird Quecksilber als der Samen des Gottes Shiva dargestellt. Quecksilber fördert die Intelligenz und erweckt das Bewusstsein. Es sollte niemals für sich alleine, sondern immer zusammen mit Schwefel verwendet werden. Die Wirkung bestimmter Heilpflanzen wird um das Vieltausendfache erhöht, wenn sie zusammen mit Quecksilber und Schwefel angewandt werden. Durch diese beiden Metalle gelangen die Heilkräfte der Pflanzen zu den subtilen 'Kanälen' und 'Geweben' des Körpers.

Silber: ist ebenfalls ein sehr wichtiges Metall in der Heilkunde. Silber hat kühlende Eigenschaften und ist daher nützlich, um ein Übermaß an Pitta zu behandeln. Silber fördert Kraft und Vitalität. Es kann auch bei der Behandlung von Vata-Leiden verwendet werden; bei der Behandlung von Kapha-Menschen jedoch sollte Silber mit Vorsicht angewandt werden. Silber ist hilfreich bei der Behandlung von Abmagerung, chronischem Fieber, Schwächezuständen nach Fieber, Sodbrennen, entzündlichen Zuständen des Darmtraktes, Überaktivität der Gallenblase und zu starker Regelblutung. Silberasche ist sehr nützlich bei entzündlichen Herzerkrankungen und Leber- und Milzstörungen.

Silberwasser wird in der gleichen Art und Weise wie Goldwasser hergestellt. Um Kraft und Vitalität zu steigern, sollte man Milch trinken, die in einem Silberbehälter erhitzt worden ist.

Zinn: ist ein natürliches verjüngendes Element. Gereinigte Zinnasche wird zur Behandlung von Diabetes, Gonorrhoe, Syphilis, Asthma, Infektionen der Luftwege, Anämie und Hauterkrankungen verwendet, sowie bei Lungenerkrankungen und Lymphstauungen.

Die Therapie mit Steinen, Edelsteinen und Farben

Ähnlich den Metallen enthalten Steine, Edelsteine und auch Farben energetische Schwingungen mit heilenden Kräften. Die heilende Energie der Steine und Edelsteine kann durch Tragen in Form von Ringen oder Halsketten genutzt werden, oder auch dadurch, dass sie über Nacht in Wasser gelegt werden und das Wasser am nächsten Tag getrunken wird. Edelsteine können dadurch gereinigt werden, dass man sie zwei Tage lang in Salzwasser legt.

Durch ihre positiven und negativen Schwingungen geben Edelsteine Energie ab und ziehen auch Energie an. Sie aktivieren Energiezentren im Körper und helfen so, die Sensibilität zu entwickeln.

Es folgt eine Liste der Edel- und Halbedelsteine, welche den Menschen nützlich sind, die in den ihnen zugeordneten Monaten geboren sind, sowie Beschreibungen der Eigenschaften und Verwendungszwecke einer Reihe von bekannten Edel- und Halbedelsteinen.

Achat. Ist von rauchiger Farbe. Achat schützt Kinder vor Ängsten und hilft Kleinkindern, das Gehen früher zu erlernen und ihr Gleichgewicht zu halten. Dieser Halbedelstein regt das spirituelle Erwachen an. Achat ist nützlich bei Kapha-Störungen. Er enthält die Elemente Äther, Luft und Feuer. Diesen Stein sollte man an einer goldenen Halskette tragen.

Amethyst. Dieser Stein ist von purpurner, blauer oder violetter Farbe. Der Amethyst

Kalender der Monatssteine

Januar	– Granat		**Mai**	– Achat		**September**	– Mondstein
Februar	– Amethyst		**Juni**	– Perle		**Oktober**	– Opal
März	– Karneol		**Juli**	– Rubin		**November**	– Topas
April	– Diamant		**August**	– Saphir		**Dezember**	– Rubin

Verwendung der Edel- und Halbedelsteine

Zur Heilung –	Amethyst, Karneol, Perle
Zur Erfahrung subtiler Energiewirkungen –	Diamant, Lapislazuli, Rubin
Um die Kreativität zu fördern –	Karneol, Perle
Zur Entwicklung von psychischen Fähigkeiten –	Lapis linquis
Um die Aufnahmefähigkeit zu fördern –	Achat, Beryll
Zum allgemeinen Schutz –	Beryll, Lapis linquis
Zum Schutz gegen Kälte –	Flussstahl
Zum Schutz gegen Zorn –	Perle, Opal

enthält die Elemente Äther und Wasser. Er verleiht seinem Träger Würde, Liebe, Mitgefühl und Hoffnung. Dieser Halbedelstein hilft, ein gefühlsbetontes Temperament zu beherrschen und ist hilfreich, wenn das Gleichgewicht von Vata und Pitta gestört ist. Der Amethyst sollte an einer goldenen Halskette getragen werden.

Beryll. Ist von gelber, grüner oder blauer Farbe. Beryll enthält 'Feuer' und 'Äther'. Dieser Stein regt Pitta übermäßig an, ist aber hilfreich bei einem Übermaß an Vata und Kapha. Dieser Halbedelstein fördert Intelligenz, Macht, Prestige, hebt gesellschaftliche Stellung und auch das Wertempfinden für Kunst und Musik. Dieser Stein sollte an einer silbernen Kette getragen werden oder in einem silbernen Ring am linken Ringfinger.

Diamant. Es gibt weiße, blaue und rote Diamanten. Die Energie dieses sehr wertvollen Edelsteins bringt subtile Schwingungen zum Herzen, Gehirn und den tieferen 'Geweben'. Der rote Diamant hat feurige Energie, die Pitta anregt, der blaue hingegen eine kühlende Energie, die Pitta beruhigt und Kapha anregt. Der farblose Diamant regt Vata und Kapha an, und beruhigt Pitta. Im Ayurveda wird der Diamant in ein Glas Wasser gelegt und das Wasser am nächsten Tag getrunken.

Von allen Edelsteinen hat der Diamant die größte verjüngende Kraft. Der Diamant bringt seinem Träger Wohlstand und wirkt spirituell erhebend. Dieser Stein fördert enge Bindungen in Beziehungen, weswegen er von jeher mit der Ehe in Verbindung gebracht wird. Der Diamant enthält die Elemente Äther, Luft, Feuer, Wasser und Erde und sollte, in einem goldenen Ring gefasst, am rechten Ringfinger getragen werden. Erwähnenswert ist die Tatsache, dass Diamanten von niedriger Qualität negative Wirkungen auf den Körper entfalten.

Edelkoralle (Corallum rubrum). Dieser dem Meer entstammende Edelstein nimmt die Energie des Planeten Mars auf. Die Edelkoralle enthält auch Kalziumcarbonat. Ihre Wirkung beruhigt Pitta. Sie ist ein blutreinigendes Mittel und hilft Hass, Zorn und Eifersucht zu beherrschen, wenn sie am Zeige- oder Ringfinger der rechten Hand getragen wird. Sie enthält die Elemente Wasser, Erde und Feuer.

Granat. Der Granat gehört zu den Silikaten und kommt in einer Reihe von Farben, wie Rot, Braun, Schwarz, Grün, Gelb und Weiß vor. Rote, gelbe und braune Granate haben eine erhitzende Wirkung und sind nützlich bei Vata- und Kapha-Störungen. Weiße und grüne Granate sind aufgrund ihrer kühlenden Eigenschaften bei Pitta-Störungen nützlich. Rote Granate enthalten das Feuer- und Erdelement; grüne das Feuer- und Luftelement; und weiße schließlich das Wasserelement. Bei Vata- und Kapha-Störungen ist eine Silberfassung vorzuziehen.

Karneol. Dieser Quarzstein enthält kleine Tröpfchen von roter Farbe. Karneol hilft, Blutungen zu stillen und ist das beste blutreinigende Mittel. Des Weiteren fördert er die spirituelle Erziehung von Kindern. Dieser Stein ist sowohl hilfreich bei Leber- und Milzstörungen als auch bei Anämie. Der Karneol enthält 'Feuer' und 'Wasser' und sollte an einer goldenen Halskette in der Nähe des Herzens getragen werden.

Lapislazuli. Dieser Halbedelstein ist blau, violett oder grün. Er stärkt die Augen und wird bei verschiedenen Augenstörungen gebraucht. Lapislazuli ist ein himmlischer, heiliger Stein. Er verleiht Körper, Geist und Bewusstsein Kraft und sensibilisiert seinen Träger für höhere spirituelle Schwingungen. Er enthält das Feuer-, Äther- und Wasserelement. Lapislazuli ist gut bei Vata- und Kapha-Störungen und sollte an einer goldenen Halskette getragen werden.

Lapis Linquis. Dieser Stein hat ähnliche Eigenschaften wie der Lapislazuli. Er ist hilfreich bei der Meditation und bringt Glück.

Mondstein: Dieser weiße oder graue Stein nimmt die Mondenergie auf, wie seine physische Ähnlichkeit zum Mond andeutet. Mit seiner kühlenden Energie beruhigt der Mondstein den Geist und ist nützlich bei Pitta-Störungen. Er enthält das Wasser-, Luft- und Äther-Element. Der Mondstein hat eine enge Beziehung zu den Gefühlen des Menschen und wirkt auf das 'Wasser' im Körper. Ein Mensch, der an emotionellem Stress leidet und zur Zeit des Neumonds oder Vollmonds Störungen erlebt, sollte einen in einen Silberring gefassten Mondstein am rechten Ringfinger tragen. Der Mondstein ist sowohl bei Vata- als auch bei Pitta-Störungen nützlich, wird jedoch Kapha verschlimmern.

Opal. Dieser rote, gelblich-rote, oder orange-gelbe Stein fördert das Wachstum bei Kindern, Gefühle des Wohlwollens und der Freundschaft. Der Opal ist der Edelstein Gottes und der Stein der Liebe, Treue, des Mitgefühls, der Kreativität und des Verständnisses in Beziehungen. Er enthält die Elemente Wasser, Feuer und Äther. Dieser Stein ist nützlich bei Vata- und Kapha-Zuständen und sollte in einem goldenen Ring gefasst am rechten Zeigefinger oder an einer Goldkette um den Hals getragen werden.

Perle. Dieser Edelstein ist ein organisches Produkt aus der von Austern gebildeten Perlmutter. Die Perle vereinigt die Elemente Wasser, Erde und Luft. Sie enthält Kalziumcarbonat, hat eine kühlende Wirkung und eine beruhigende, heilende Schwingung. Die Perle hat anti-Pitta Eigenschaften und reinigt auch das Blut. In der gereinigten Form von Asche wird die Perle innerlich bei Magen- und entzündlichen Darmerkrankungen gebraucht und kann ebenfalls bei der Behandlung von Hepatitis und Gallensteinen verwendet werden. Ein Mensch, der an Galleerbrechen leidet, kann mit Perlenasche wirksam behandelt werden.

Die Perle ist ein blutstillendes Mittel und wird daher zur Behandlung von Störungen wie Zahnfleischbluten, Bluterbrechen, Blut im Auswurf und blutenden Hämorrhoiden verwendet.

Die Perle hat kräftigende Eigenschaften und fördert die Lebenskraft. Die elektrische Energie der Perle kann durch die Bereitung von Perlenwasser genutzt werden. Dazu werden vier oder fünf kleine Perlen über Nacht in ein Glas Wasser gelegt. Dieses Wasser wird am nächsten Tag als Tonikum genommen. Ein brennendes Gefühl der Augen sowie brennender Urin werden dadurch gebessert. Perlenwasser ist ein natürliches Magensäure bindendes Mittel und hilft bei akuten entzündlichen Zuständen. Eine Perle sollte in einem silbernen Ring gefasst am rechten Ringfinger getragen werden.

Rubin. Dieser rote Edelstein fördert die Konzentration und verleiht geistige Kraft. Der Rubin stärkt das Herz. Dieser Stein enthält das Feuer-, Luft- und Äther-Element. Pitta reagiert empfindlich auf diesen Edelstein, der jedoch eine gute Wirkung bei einem Übermaß an Vata und Kapha zeigt. Den Rubin sollte man in einen Gold- oder Silberring gefasst am linken Ringfinger tragen.

Saphir. Der Saphir ist von violetter oder purpurner Farbe und wirkt neutralisierend auf Vata. Er wird verwendet, um den negativen Wirkungen des Planeten Saturn entgegenzuwirken, und hilft bei Erkrankungen wie Rheumatismus, Ischias, neurologischen Schmerzen, Epilepsie, Hysterie und allen Vata-Störungen. Der Saphir enthält die Elemente Luft und Äther und sollte in Gold gefasst um den Hals getragen werden.

Topas. Dieser Stein ist von strohgelber, weingelber, grünlicher oder rötlich-blauer Farbe. Dieser Halbedelstein fördert die 'Leidenschaft' und lindert Angst. Topas verleiht Kraft und Intelligenz. Er enthält die Elemente Feuer, Äther und Luft und sollte am rechten Zeigefinger in einem Goldring gefasst oder an einer goldenen Halskette getragen werden.

Farbe

Die ayurvedische Therapie macht sich auch die Heilkraft verschiedener Farben zu Nutze. Die sieben natürlichen Grundfarben, die im Regenbogen sichtbar werden, stehen in einer bestimmten Beziehung zu den verschiedenen 'Geweben' des Körpers und den Tridoshas. Daher können die Wirkungen der Schwingungen dieser sieben Farben verwendet werden, um das Gleichgewicht der drei Körpersäfte zu erhalten.

Wenn ein Stück Papier aus einer der sieben Farben um ein Glas Wasser gewickelt und dieses vier Stunden lang dem Sonnenlicht ausgesetzt wird, ist das Wasser nach dieser Zeit mit den Schwingungen der Farbe erfüllt. Dieses Wasser kann dann mit guter Wirkung zu innerlichen Heilzwecken verwendet werden. Die folgenden Farben werden in der ayurvedischen Therapie verwendet.

Rot. Diese Farbe hat eine Beziehung zum Blut. Sie hat erhitzende Eigenschaften, fördert den Farbstoffanteil der roten Blutkörperchen und regt auch die Bildung der roten Blutkörperchen an. Des Weiteren erzeugt die Farbe Rot Hitze im Körper und regt den Kreislauf an. Sie hilft, die Farbe der Haut zu erhalten und gibt dem Nervengewebe und dem Knochenmark Energie. Bei Störungen von Vata und Kapha ist die Farbe Rot von guter Wirkung. Wenn jedoch jemand dieser Farbe im Übermaß ausgesetzt wird, kann sich ein Zuviel an Pitta in bestimmten Teilen des Körpers ansammeln, was Entzündungen zur Folge hat. Eine übermäßige Rotbestrahlung kann zum Beispiel eine Bindehautentzündung bewirken.

Orange. Wie auch Rot, ist die Farbe Orange wärmend und besitzt heilende Energie. Sie hilft dem spirituellen Sucher, der Welt zu entsagen, doch verleiht sie ebenfalls den Geschlechtsorganen Energie und Kraft. Daher sollte Orange in Verbindung mit sexueller Enthaltsamkeit verwendet werden, um die sexuelle Energie in das höchste Bewusstsein zu verwandeln. Wer jedoch nicht in sexueller Enthaltsamkeit lebt, wird durch die Anwendung der Farbe Orange übermäßig sexuell angeregt. Bei Störungen von Vata und Kapha ist Orange hilfreich, des Weiteren löst diese Farbe Stauungen und erhält den Glanz der Haut. Übermäßige Anwendung dieser Farbe kann zu Störungen von Pitta führen.

Gelb. Wenn man der Farbe Gelb ausgesetzt ist, steigt die Energie zum Kronenchakra empor. Diese Farbe regt Verständnis und die Intelligenz an. In spiritueller Hinsicht hängt die Farbe Gelb mit dem vollständigen Tod des Egos zusammen. Ein unsachgemäßer Gebrauch dieser Farbe verursacht eine übermäßige Ansammlung von Galle im Dünndarm und kann zu einer Störung von Pitta führen. Bei einem Übermaß von Vata und Kapha ist Gelb von guter Wirkung.

Grün. Diese Farbe hat eine beruhigende Wirkung auf den Geist und erzeugt ein Gefühl von Frische. Sie hilft, Energie in das Herzchakra zu bringen. Grün beruhigt auch die Gefühle und bringt dem Herzen Glück. Bei einem Übermaß von Vata und Kapha wirkt Grün beruhigend. Grün kann jedoch Pitta stören. Übermäßiger Gebrauch von Grün regt die Konzentration an, was zu Gallensteinen führen kann.

Gelb-Grün. Diese Farbe hat die Eigenschaften von Grün und Gelb. Bei Vata- und Kapha-Störungen ist sie hilfreich, kann aber zu Störungen von Pitta führen. Diese Farbe hat einen beruhigenden Einfluss auf den Geist.

Blau. Diese Farbe ist die Farbe des reinen Bewusstseins. Sie hat einen beruhigenden Einfluss auf Körper und Geist. Blau lindert Pigmentationsmangel der Haut und ist von guter Wirkung bei Leberstörungen und Pitta-Störungen. Übermäßiger Gebrauch dieser Farbe kann zu einer Störung von Vata und Kapha führen und Stauungen bewirken.

Purpur (Violett). Dies ist die Farbe des Kosmischen Bewusstseins, welches zu einem Erwachen des Bewusstseins führt. Sie bewirkt ein Gefühl von Leichtigkeit im Körper und öffnet die Pforten der Wahrnehmung. Purpur ist von günstiger Wirkung bei Störungen von Pitta und Kapha, ein übermäßiger Gebrauch kann aber zu einer Störung von Vata führen.

Schlussbetrachtung

Ayurveda beleuchtet in verständlicher Weise die Grundgesetze und Prinzipien, denen das Leben auf unserer Erde untersteht. Ein Verständnis des Ayurveda bedeutet so viel wie ein Verständnis der Kräfte, die sowohl unsere Gesundheit erzeugen, als auch der Krankheit zugrunde liegen. Diese kurze Einführung ist ein Versuch, den Leser auf eine einprägsame Art und Weise mit dieser Wissenschaft vom Leben bekannt zu machen. Der Verfasser hofft, dass ihm seine Absicht gelungen ist, eine grundsätzliche Vorstellung und Wertschätzung von dem riesigen Potenzial und den tief greifenden Heilkräften, die dem Ayurveda innewohnen, zu vermitteln, und darüber hinaus ein praktisches Wissen anzubieten, das im Leben des Lesers anwendbar ist.

Dem Leser sind in diesem Buch alle Grundbegriffe des Ayurveda vorgestellt worden, doch wird er vielleicht manche Fragen zu dieser Wissenschaft vom Leben haben, die unbeantwortet geblieben sind. Möglicherweise hat dieses Buch sogar mehr Fragen aufgeworfen, als es beantwortet hat. Dies ist vielleicht die unausweichliche Folge, wenn man in einführender Weise eine uralte Weisheitslehre zu behandeln versucht, die jenen gewaltigen Horizont umspannt, wo menschliches Bewusstsein mit dem Kosmischen Bewusstsein verschmilzt.

Der Autor hofft, einige der grundlegenden Wahrheiten dieser profunden Wissenschaft in einer leicht verständlichen Form mitgeteilt zu haben. Nur Sie als Leser können beurteilen, ob dies gelungen ist. Alle Bemerkungen und Anregungen zu diesem Buch sind sehr erwünscht, denn sie werden eine wesentliche Hilfe bei der Gestaltung des nächsten vorgesehenen Textes sein, der eine eingehendere Abhandlung über diese uralte Wissenschaft vom Leben sein wird.

Da die ersten Kapitel dieses Buches mit der Schöpfung, die aus dem Kosmischen Bewusstsein hervorgegangen ist, und der Bildung der fünf Elemente begonnen haben, erscheint es natürlich, an der Stelle abzuschließen, an der diese Elemente zu ihrem Ursprung zurückkehren, um den kosmischen Kreislauf des Lebens fortzusetzen:

Mit dem Herannahen des Todes beginnt das Erdelement – das Gefühl der Festigkeit und der Härte des Körpers – zu schmelzen. Der Körper wird als sehr schwer empfunden. Die Grenze des Körpers, seine Peripherie, ist weniger fest. Man hat nicht mehr so sehr die Empfindung des Im-Körper-Seins und ist weniger empfänglich für Eindrücke und Empfindungen. Die Glieder gehorchen dem Willen nicht mehr. Die Peristaltik verlangsamt sich, und der Darm bewegt sich nur noch mit fremder Hilfe. Die Tätigkeit der Organe beginnt zu erlöschen. Während das Erdelement sich immer weiter in das Wasserelement auflöst, beginnt das Gefühl der Festigkeit, das immer die Identifikation mit dem Körper intensivierte, zu schmelzen, und es entsteht eine Empfindung des Fließens, des Flüssigseins.

Mit dem Auflösen des Wasserelements in das Feuerelement wird die Empfindung des Flüssigseins mehr zu der eines warmen Nebels. Die Körperflüssigkeiten beginnen sich zu verlangsamen, Mund und Augen werden trocken, der Kreislauf wird träge, und der Blutdruck fällt ab. Mit dem allmählichen Versiegen des Kreislaufs sackt das Blut in den untersten Extremitäten ab. Ein Gefühl der Leichtigkeit entsteht.

Mit dem Auflösen des Feuerelements in das Luftelement gibt es allmählich keine Empfindungen von Wärme und Kälte mehr, und körperliches Wohl- oder Unwohlsein verlieren ihre Bedeutung.

Die Körpertemperatur fällt bis zu einem Punkt, an dem der Körper anfängt, blass und kühl zu werden. Die Verdauungstätigkeit erlischt. Ein Gefühl von Leichtigkeit, wie von einer aufsteigenden Hitze, herrscht vor, gemeinsam mit dem Gefühl, sich in einen immer subtiler werdenden Zustand der Grenzenlosigkeit aufzulösen.

Mit dem Auflösen des Luftelements in das Bewusstsein selbst entsteht ein Gefühl des Nicht-Mehr-Begrenzt-Seins. Die Ausatmung wird länger als die Einatmung und hat sich in den Raum aufgelöst. Nun gibt es keine Empfindung mehr von körperlichen Formen oder Funktionen, sondern nur noch die Empfindung einer sich unermesslich ausdehnenden Luftigkeit, einer Auflösung in das reine Sein.*

So kehrt das menschliche Nervensystem zur Quelle seiner Existenz zurück. Doch das Beenden jenes Kreislaufs, wie auch dieses Buchs, ist für Sie als Leser zugleich der Anfang der Reise. Nun ist die Zeit gekommen, in jenes lebendige Buch hineinzusehen, das Ihr Körper, Geist und Bewusstsein darstellt, ein Tempel, dem wahres Wissen innewohnt. Indem Sie bei Ihrer Erfahrung dieser heiligen Stätte das hier dargestellte Wissen anwenden, werden Sie den einzigen authentischen und zuverlässigen Beweis für den Wahrheitsgehalt dieses Textes finden. Die Reise ist lang, aber wir werden immer an den Ausgangspunkt zurückkehren.

* Dem Titel „Who Dies" von Stephen Levine entnommen, Anchor Books, New York, 1982, S. 269-270

Anhang

Anhang A

Nahrungsmittel – Antidote

Nahrungsmittel	Negative Wirkungen	Antidoton
Milchprodukte		
Käse	Vermehrt Schleim und Verstopfungen; bewirkt Störungen von Pitta und Kapha	Schwarzer Pfeffer, Paprikaschoten oder Cayennepfeffer
Eier	Vermehren Pitta; roh gegessen bewirken Eier eine Vermehrung von Kapha	Petersilie, Cilantro, Kurkuma und Zwiebel
Speiseeis	Vermehrt Schleim, bewirkt Verstopfungen	Nelken oder Kardamom
Saure Sahne	Vermehrt Schleim, bewirkt Verstopfungen	Koriander und Kardamom
Joghurt	Vermehrt Schleim, bewirkt Verstopfungen	Kümmel oder Ingwer
Fisch und Fleisch		
Fisch	Vermehrt Pitta	Kokosnuss, Limone und Zitrone
Rotes Fleisch	Schwer verdaulich	Cayennepfeffer, Nelken oder Paprikaschoten
Getreidesorten		
Hafer	Vermehrt Kapha und Fettgewebe	Kurkuma, Senfsamen oder Kümmel
Reis	Vermehrt Kapha und Fettgewebe	Nelken oder Pfefferkörner
Weizen	Vermehrt Kapha und Fettgewebe	Ingwer
Gemüse		
Hülsenfrüchte	Bewirken Blähungen und Auftreibung	Knoblauch, Nelken, Schwarzer Pfeffer, Cayennepfeffer, Ingwer, Steinsalz oder Paprikaschoten

Forts.: Nahrungsmittel – Antidote

Nahrungsmittel	**Negative Wirkungen**	**Antidoton**
Kohl	Bewirkt Blähungen	In Sonnenblumenöl mit Kurkuma und Senfsamen kochen
Knoblauch	Vermehrt Pitta	Geriebene Kokosnüsse und Zitrone
Grüner Salat	Bewirkt Blähungen	Olivenöl mit Zitronensaft
Zwiebel	Bewirkt Blähungen	Kochen; oder Salz, Zitrone, Joghurt und Senfsamen
Kartoffel	Bewirkt Blähungen	Ghee mit Pfefferkörnern
Tomate	Vermehrt Kapha	Limone oder Kümmel
Obst		
Avocado	Vermehrt Kapha	Kurkuma, Zitrone, Knoblauch und schwarzer Pfeffer
Banane	Vermehrt Pitta und Kapha	Kardamom
Trockenfrüchte	Verursachen Trockenheit, können eine Störung von Vata bewirken	In Wasser einweichen
Mango	Bewirkt Durchfall	Ghee mit Kardamom
Melone	Bewirkt Flüssigkeitsretention	Geriebene Kokosnüsse mit Koriander
Wassermelone	Bewirkt Flüssigkeitsretention	Salz mit Paprikaschoten
Nüsse und Samen		
Nüsse	Bewirken Blähungen und vermehren Pitta	Über Nacht einweichen und mit Sesamöl und Paprikaschoten kochen
Erdnussbutter	Schwer; hat eine 'verklebende' Eigenschaft; bewirkt Kopfschmerzen	Ingwer oder geröstetes Kümmelpulver
Samen	Können eine Störung von Pitta bewirken	Einweichen und backen, um sie verdaulicher zu machen

Forts.: Nahrungsmittel – Antidote

Nahrungsmittel	**Negative Wirkungen**	**Antidoton**
Verschiedenes		
Alkohol	Anregungsmittel; dämpfende Wirkung	1/4 Teelöffel Kümmelsamen oder 1-2 Kardamomsamen kauen
Schwarzer Tee	Anregungsmittel; dämpfende Wirkung	Ingwer
Koffein	Anregungsmittel; hat eine dämpfende Nachwirkung	Muskatnusspulver mit Kardamom
Schokolade	Anregungsmittel; hat auch eine dämpfende Wirkung auf den Organismus	Kardamom oder Kümmel
Kaffee	Anregungsmittel; entfaltet auch eine dämpfende Wirkung auf den Organismus	Muskatnusspulver mit Kardamom
Puffmais	Verursacht Trockenheit und Blähungen	Ghee hinzufügen
Süßigkeiten	Vermehren Verstopfungen	Pulver von getrocknetem Ingwer
Tabak	Bewirkt Störungen von Pitta und regt Vata an	Kola, Kalmuswurzel oder Selleriesamen

* Die Antidote sollten bei der Zubereitung oder beim Verzehr Verwendung finden.

Anhang B

Einfache therapeutische Maßnahmen

Akne: Man nimmt je einen halben Teelöffel Kurkuma und Sandelholzpulver und fügt so viel Wasser hinzu, bis ein Brei entsteht, und wendet diesen äußerlich an. Man kann auch eine halbe Tasse Aloesaft zweimal täglich trinken, bis die Haut wieder rein geworden ist.

Asthma: Ein Tee aus Süßholz und Ingwer ist empfehlenswert. Man nimmt einen halben Teelöffel der zu gleichen Teilen gemischten Heilpflanzen auf eine Tasse Wasser. Ein anderes Mittel zur innerlichen Anwendung besteht aus einer viertel Tasse Zwiebelsaft, der mit einem Teelöffel Honig und einem achtel Teelöffel schwarzen Pfeffers vermischt wird. Husten, verstopfte Atemwege und Atemnot werden durch dieses Mittel gebessert.

Augen (Brennen): Rizinusöl wird an den Fußsohlen eingerieben, oder drei Tropfen reines Rosenwasser auf das betroffene Auge geträufelt. Frische Aloe-Gallerte kann ebenfalls am Auge angewandt werden.

Blähungen: Eine Messerspitze Soda wird mit einer Tasse Wasser und dem Saft einer halben Zitrone vermischt und dann getrunken.

Blutungen (äußere): Eis oder Sandelholzbrei werden aufgelegt. Die schwarze Asche eines verbrannten Wattebauschs (reine Baumwolle) kann ebenfalls lokal angewandt werden.

Blutungen (innere): Trinken Sie warme Milch, der ein halber Teelöffel Safran und ein halber Teelöffel Kurkumapulver zugefügt worden sind.

Durchfall: Joghurt und Wasser werden zu gleichen Teilen vermischt und etwas frischer Ingwer zugefügt (ungefähr ein achtel Teelöffel) und eingenommen, oder man trinkt schwarzen Kaffee mit frischem Zitronensaft. Ein anderes Mittel ist Haferschleim, der in einer Tasse Wasser mit einem oder zwei Teelöffeln Mohnsamen vermischt wird. Diese Mischung wird gekocht, eine Fingerspitze Muskat hinzugegeben, verrührt und dann gegessen.

Erkältung: Ein Teelöffel Ingwerpulver wird in einem Liter Wasser gekocht und der Dampf anschließend eingeatmet. Eukalyptusblätter, in der gleichen Weise gekocht, sind ebenfalls ein hervorragendes Mittel bei Erkältungen. Ist die Nase verstopft, hilft das Einreiben von Eukalyptusöl an den Außenseiten der Nase, die Stauung zu lösen. Kalmuswurzelpulver kann auch als Schnupfpulver verwendet werden. Man nimmt jeweils eine Fingerspitze pro Nasenloch.

Erschöpfung (hitzebedingt): Trinken Sie ein Glas Kokosnusswasser oder Traubensaft. Oder kochen Sie drei Datteln mit einem fünftel Liter Wasser, gut vermischen und dann trinken.

Furunkel: Um einen Furunkel zur Reifung zu bringen, werden entweder Zwiebeln als Breiumschlag oder ein Brei aus je einem halben Teelöffel Ingwerpulver und Kurkuma direkt auf die betroffene Stelle aufgelegt.

Giftige Bisse und Stiche: Trinken Sie Cilantro-Saft und legen Sie Sandelholzbrei auf die betroffene Stelle.

Hämorrhoiden: Trinken Sie dreimal täglich eine halbe Tasse Aloesaft, bis die Hämorrhoiden verschwunden sind.

Halsschmerzen: In ein Glas heißes Wasser werden ein viertel Teelöffel Kurkumapulver und eine Fingerspitze Salz getan. Mit dieser Mischung wird gegurgelt.

Hautausschläge: Der Brei von Cilantroblättern wird lokal angewandt oder Koriandertee getrunken (einen Teelöffel Koriandersamen auf eine Tasse Wasser).

Husten: Gurgeln Sie ein Glas warmes Wasser, dem eine Fingerspitze Salz und zwei Fingerspitzen Kurkumapulver hinzugefügt worden sind. Ebenfalls sollte man eine ganze Nelke mit einem Stück Kandiszucker lutschen. Wenn sich Auswurf einstellt, nimmt man je eine Fingerspitze Nelken- und Zimtpulver sowie einen halben Teelöffel Ingwerpulver zur Bereitung einer Tasse Tee. Diese Mischung wird mit kochendem Wasser aufgegossen.

Kopfschmerzen: Zur allgemeinen Linderung von Kopfschmerzen wird ein Brei mit einem halben Teelöffel Ingwerpulver hergestellt, erwärmt und auf die Stirn gelegt. Es kann möglicherweise ein Gefühl des Brennens entstehen, eine schädliche Wirkung ist jedoch ausgeschlossen.

Eine andere Methode ist die Beobachtung der Atmung. Dabei soll beobachtet werden, ob die Ausatmung durch ein Nasenloch stärker ist als durch das andere. In diesem Fall wird die stärkere Seite geschlossen und so lange durch die andere Seite geatmet, bis die Kopfschmerzen aufhören.

Die folgenden Methoden können bei bestimmten Arten von Kopfschmerzen verwendet werden. Nebenhöhlenbedingte Kopfschmerzen haben mit Kapha zu tun und können durch das Auflegen von Ingwerbrei auf die Stirn und über den Nebenhöhlen behandelt werden. Stirnkopfschmerzen zeigen ein Übermaß an Pitta im Magen an. Ein Tee aus je einem halben Teelöffel Kümmel und Koriandersamen auf eine Tasse Wasser schafft Abhilfe. Zur gleichen Zeit kann Sandelholzbrei an den Schläfen angewandt werden. Kopfschmerzen, die ihren Sitz am Hinterkopf haben, zeigen das Vorhandensein von Toxinen im Darm an. Ein Teelöffel Flachssamen wird in ein Glas warme Milch eingerührt und vor dem Schlafengehen getrunken. Gleichzeitig wird ein Ingwerbrei hinter den Ohren aufgetragen.

Kopfschmerzen können auch durch Veränderungen der Energie im Körper hervorgerufen werden oder durch Gefühle, die im 'tieferen verbindenden Gewebe' unterdrückt worden sind.

Menstruationskrämpfe: Ein Teelöffel Aloegallerte mit zwei Fingerspitzen schwarzem Pfeffer wird dreimal täglich eingenommen, bis die Krämpfe verschwinden.

Mundgeruch: Reinigen Sie die Mundhöhle mit Süßholzpulver und essen Sie Fenchelsamen. Man kann auch zweimal täglich eine halbe Tasse Aloesaft nehmen, bis der Atem wieder frisch geworden ist.

Nebenhöhlenverstopfung: Ingwerbrei wird über die betroffene Stelle gelegt oder eine Fingerspitze Kalmuswurzelpulver geschnupft.

Ohrengeräusche (Ohrensausen): Drei Tropfen Nelkenöl werden ins Ohr geträufelt (siehe Rezeptteil zur Herstellung von Nelkenöl – Anhang C).

Ohrenschmerzen: Träufeln Sie drei Tropfen Knoblauch ins Ohr. Man kann auch eine Mischung aus einem Teelöffel Zwiebelsaft mit einem halben Teelöffel Honig herstellen und davon fünf bis zehn Tropfen ins Ohr träufeln.

Rückenschmerzen: Auf die betroffene Stelle wird Ingwerbrei und dann Eukalyptusöl gegeben.

Schlaf (übermäßiger): Trinken Sie Kaffee, Kolatee oder Kalmuswurzeltee vor dem Schlafengehen. Essen Sie weniger und früh am Abend.

Schlaflosigkeit: Bereiten Sie einen Tee aus einem viertel Teelöffel Muskatnusspulver auf eine Tasse Wasser. Hilfreich ist auch sanftes Massieren der Fußsohlen mit Sesamöl, oder Einreiben der Kopfhaut mit Öl, oder auch das Einträufeln von fünf bis zehn Tropfen erwärmten Öls in jedes Ohr. Trinken Sie eine Tasse warmer Kuhmilch mit Kandiszucker oder Honig. Kamillentee ist ebenfalls ein hervorragendes schlafförderndes Mittel (einen Esslöffel Kamille auf eine Tasse Wasser).

Schluckauf: Nehmen Sie zwei Teile Honig und ein Teil Rizinusöl. Pranayama ist auch hilfreich (siehe Kapitel XII – Atmung und Meditation).

Schmerzen (äußerlich): Legen Sie eine Ingwerkompresse auf. Diese wird wie folgt hergestellt: Sie nehmen zwei Teelöffel Ingwerpulver und einen Teelöffel Kurkumapulver und geben so viel Wasser hinzu, bis ein Brei entsteht. Dieser wird erwärmt und dann auf ein Stück Mull oder Baumwolltuch gleichmäßig verteilt. Das Tuch wird auf die betroffene Stelle gelegt und mit einem Verband fixiert. Die Kompresse bleibt über Nacht an der schmerzhaften Stelle.

Schock (Ohnmacht): Man lasse die Dämpfe einer frischen, aufgebrochenen Zwiebel oder auch Kalmuswurzelpulver einatmen.

Schwellungen: Trinken Sie Gerstenwasser, das wie folgt hergestellt wird: Vier Teile Wasser werden mit einem Teil Gerste gekocht und dann abgeseiht. Koriandertee ist ebenfalls hilfreich. Bei äußeren Schwellungen werden zwei Teile Kurkumapulver mit einem Teil Salz vermischt und auf die betroffene Stelle aufgelegt. Kolatee, ein Teelöffel auf eine Tasse Wasser, ist ebenfalls nützlich.

Überessen: Überessen ist eine nervöse Angewohnheit, die die Intelligenz des Körpers zerstört. Essen Sie leicht verdauliche Nahrungsmittel wie Hirse, Tapioka oder Roggen, die keine Gewichtszunahme bewirken, auch wenn sie im Übermaß gegessen werden. Wenn Sie bereits gesündigt haben, können Sie je einen Teelöffel Fenchel- und Koriandersamen mit einer Fingerspitze Salz rösten und diese Mischung dann essen. Sie können auch eine Tasse warmes Wasser trinken, der eine Fingerspitze Soda und der Saft einer halben Zitrone hinzugefügt worden sind.

Verbrennungen: Ein Brei aus der frischen Gallerte der Aloe mit einer Fingerspitze Kurkumapulver, oder auch Ghee oder Kokosnussöl können lokal angewandt werden.

Verdauungsstörungen: Essen Sie eine zerstoßene Knoblauchzehe mit einer Fingerspitze Salz und einer Fingerspitze Soda. Oder nehmen Sie eine Vierteltasse Zwiebelsaft mit einem halben Teelöffel Honig und einem halben Teelöffel schwarzen Pfeffer vermischt.

Vergiftungen (allgemein): Nehmen Sie einen halben Teelöffel Ghee oder einen halben Teelöffel Süßholzpulver.

Verstopfung: Man nimmt entweder Sennesblättertee (ein Teelöffel auf eine Tasse) oder einen Teelöffel Ghee in heißer Milch abends vor dem Schlafengehen. Ein anderes Mittel ist ein Esslöffel Flachssamen, der mit der Wassermenge, die einem Glas entspricht, gekocht und abends vor dem Schlafengehen getrunken wird.

Zahnfleisch (blutendes): Der Saft einer halben Zitrone wird in eine Tasse Wasser gegeben und getrunken. Das Zahnfleisch kann auch mit Kokosnussöl eingerieben werden.

Anhang C

Rezepte

Buttermilch (Lassi): Ein Liter Milch wird bis zum Kochen erhitzt, auf niedriger Hitze weitergekocht und ein wenig Zitronensaft hinzugegeben. Danach fügt man einen Esslöffel Joghurtkultur dazu. Die Milch wird abgedeckt und über Nacht an einen warmen, dunklen Platz gestellt. Am nächsten Morgen wird frischer Joghurt daraus geworden sein. Diesem fügt man die gleiche Menge Wasser bei und verrührt noch mal in einem Mixer. Ahornsirup kann zum Süßen verwendet werden.

Ghee: Ein Pfund ungesalzener Butter wird bei mittlerer Hitze erwärmt. Nach dem Schmelzen der Butter wird ungefähr zwölf Minuten weitergekocht. Beim Kochen steigt Schaum an die Oberfläche, der nicht abgeschöpft werden soll, da er medizinische Eigenschaften besitzt. Nun wird bei niedriger Hitze weitergekocht. Die Butter nimmt eine goldgelbe Farbe an und bekommt einen Geruch, der dem von Puffmais recht ähnlich ist. Wenn ein paar daraufgespritzte Wassertropfen ein knisterndes Geräusch hervorrufen, ist Ihr Ghee fertig und wird durch ein Sieb in einen Behälter gegossen. Ghee kann ohne Kühlung aufbewahrt werden.

Kalmuswurzel-Ghee: Zunächst wird eine Kalmuswurzelabkochung hergestellt, indem man einen Teil Kalmuswurzelpulver und acht Teile Wasser so lange kocht, bis ein Viertel des Wassers verbleibt. Davon nimmt man nun einen Teil und gibt eine gleiche Menge Ghee hinzu (siehe Ghee-Rezept). Dieser Mischung fügt man wiederum die gleiche Menge Wasser hinzu und kocht so lange, bis das Wasser verdunstet ist. Was übrigbleibt, ist Kalmuswurzel-Ghee.

Knoblauchöl: Zwei Knoblauchzehen werden zerstoßen, ein Esslöffel Sesamöl hinzugefügt und das Ganze gekocht. Der Knoblauch wird im Öl gelassen und die warme Mischung angewandt.

Mandelgetränk: Zehn Mandeln werden über Nacht in Wasser eingeweicht. Am Morgen entfernt man die Häute. Die Nüsse werden mit einer Tasse warmer Milch in einen Mixer getan, und je eine Fingerspitze Kardamompulver und frischer, aus ganzen Pfefferkörnern gemahlener schwarzer Pfeffer und ein Teelöffel Honig dazugegeben. Das ganze wird fünf Minuten bei hoher Geschwindigkeit gemischt und dann getrunken. Dieses Getränk verleiht Spannkraft und hilft, Ojas zu verbessern.

Nelkenöl: Fünf ganze Nelken werden in einem Esslöffel Sesamöl gekocht und im Öl gelassen. Dieses Öl sollte angewärmt zur Anwendung gelangen.

Süßholz-Ghee: Zunächst wird ein Teil Süßholzpulver mit acht Teilen Wasser so lange gekocht, bis ein Viertel der Menge übrigbleibt. Davon wird ein Teil mit der gleichen Menge Ghee vermischt (siehe Ghee-Rezept), eine gleiche Menge Wasser dazugegeben und so lange gekocht, bis das ganze Wasser verdunstet ist. Das Verbleibende ist Süßholz-Ghee.

Yogi Tee: Mischen Sie Folgendes zusammen: zwei frisch gemahlene Ingwer, vier ganze Kardamomsamen, acht ganze Nelken, eine ganze Zimtstange und acht Tassen Wasser. Diese Mischung wird so lange gekocht, bis die Hälfte davon übrigbleibt. Fügen Sie sechs Esslöffel Milch nach dem Abkühlen hinzu, und der Tee ist fertig.

Glossar

Afferente Nervenbahnen: Die afferenten Nervenbahnen leiten Impulse zum Gehirn.

Akne: Ein entzündlicher Hautausschlag, der meist am Gesicht, Hals, den Schultern und am oberen Rücken auftritt.

Allergie: Eine überempfindliche Reaktion auf bestimmte Stoffe in der Umwelt des Betroffenen.

Allopathie: Ein medizinisches System (der westlichen Medizin), das Krankheiten und Verletzungen mit aktiven Eingriffen behandelt, d. h. mit einer arzneilichen und chirurgischen Behandlung, die eine Gegenwirkung zu den Wirkungen der Krankheit oder Verletzung entfaltet.

Anabolismus: Der Aufbaustoffwechsel (ein Teil des Stoffwechsels).

Anämie: Ein Zustand, bei der die Anzahl der roten Blutkörperchen unter den Normalwert sinkt.

Aromatisch: Mit „aromatisch" werden Substanzen bezeichnet, die sich durch einen ausgeprägten Duft und einen scharfen, würzigen Geschmack auszeichnen und den Magen-Darm-Trakt anregen.

Arthritis: Ein entzündlicher Zustand der Gelenke, der durch Schmerzen und Schwellungen gekennzeichnet ist.

Asthma: Eine Erkrankung der Atemwege, die mit Atemnot, Keuchen und Husten (trocken oder mit Auswurf), verbunden ist.

Aszites: Eine Ansammlung übermäßiger Flüssigkeit im Bauchraum.

Aufguss: Der wässrige Auszug einer Substanz, um deren Wirkstoffe aufzuschließen.

Auftreibung: Aufblähung aufgrund eines inneren Druckes.

Auskultation: Das Behorchen der im Körper entstehenden Schallzeichen.

Breiumschlag: Eine weiche, feuchte Substanz, die heiß auf die Körperoberfläche aufgelegt wird, um Hitze und Feuchtigkeit zuzuführen.

Bronchitis: Eine Entzündung der Bronchien, der Hauptäste der Luftröhre.

Chakren: Energiezentren im Körper, die für die verschiedenen Ebenen des Bewusstseins verantwortlich sind; in physiologischer Hinsicht entsprechen sie den Nervengeflechten.

Charak: Ein großer ayurvedischer Arzt, von dem eine der klassischen Schriften des Ayurveda, „Charak Samita" stammt.

Cholesterin: Eine fettige Substanz in kristalliner Form, die in allen tierischen Fetten vorkommt, des Weiteren in Ölen, Milch, Eigelb, Galle, Blut, Gehirn, Leber, Niere und in der Nebenniere.

Dermatitis: Eine entzündliche Erkrankung der Haut, die durch Rötung, Schmerzen und Juckreiz gekennzeichnet ist.

Diabetes: Ein klinischer Zustand, der durch eine übermäßige Harnabsonderung und einen erhöhten Blutzuckerspiegel gekennzeichnet ist.

Efferente Nervenbahnen: Nervenbahnen, die Impulse vom Gehirn wegleiten.

Eigenschaften: Die innewohnenden Qualitäten und Eigenarten einer Substanz.

Ekzem: Akute oder chronische Entzündung der Haut.

Elektrolyt: Ein Element oder eine Verbindung, die sich im Wasser oder einer anderen Lösung in Ionen auflöst und eine elektrische Leitfähigkeit besitzt.

Emetikum: Ein Erbrechen bewirkendes Mittel.

Endokrine Drüsen: Drüsen, deren Funktion darin besteht, eine Substanz in das Blut oder in die Lymphe abzusondern, die eine spezifische Wirkung auf bestimmte Organe oder andere Teile des Körpers ausübt.

Epilepsie: Eine Gruppe neurologischer Störungen, die durch das wiederholte Auftreten von plötzlichen Krampfanfällen, Wahrnehmungsstörungen, abnormalem Verhalten und Bewusstseinsverlust, oder durch das Auftreten von allen diesen Symptomen zusammen gekennzeichnet ist.

Flora: Gesundheitsfördernde Bakterien, die in verschiedenen Teilen des Körpers vorkommen, besonders im Verdauungstrakt.

Galle: Eine bittere Flüssigkeit, die von der Leber gebildet wird und in den Dünndarm fließt. Sie wird in der Gallenblase gespeichert und ist an der Fettverdauung beteiligt.

Gelbsucht: Eine Krankheit, die durch Gelbfärbung der Haut gekennzeichnet ist.

Gicht: Eine Stoffwechselkrankheit, die durch akute arthritische Symptome und Entzündung der Gelenke gekennzeichnet ist.

Gonorrhoe: Eine häufige Geschlechtskrankheit, die meist den Urogenitaltrakt befällt.

Hämorrhoiden: Verstopfungsbedingte, erweiterte Venen im unteren Mastdarmabschnitt oder am Anus.

Ischias: Eine Entzündung des Ischiasnervs, die durch Schmerzen im Kreuzbereich, die ins Bein hinunter ausstrahlen, gekennzeichnet ist.

Karma: Jede Tätigkeit.

Karminativum: Ein blähungstreibendes Mittel.

Katabolismus: Der Abbaustoffwechsel; ein Teil des Stoffwechsels (siehe Anabolismus).

Kolitis: Eine chronische Krankheit, die durch eine übermäßige Schleimabsonderung im Dickdarm und durch Verstopfung oder Durchfall und den Abgang von Schleim und Schleimhautfetzen im Stuhl gekennzeichnet ist.

Kompresse: Ein gefaltetes Stück Leinen, das so auf äußere Teile des Körpers aufgelegt wird, dass dadurch Druck entsteht.

Kosmische Energie: Die alles durchdringende Energie.

Krätze: Eine ansteckende Hautkrankheit, die durch Juckreiz und ein Abschälen der Haut gekennzeichnet ist.

Leukodermie: Umschriebener Verlust der Hautpigmente.

Lymphadenitis: Ein entzündlicher Zustand der Lymphknoten.

Makrokosmos: Das Universum selbst; ein als Ganzheit betrachtetes System, welches seinerseits untergeordnete Systeme enthält.

Malabsorptionssyndrom: Ein Zustand, bei dem die normale Verdauung und Resorption der Nahrung im Magen-Darm-Trakt gestört ist.

Metabolismus/Stoffwechsel*: Die Summe aller biophysischen und chemischen Vorgänge, durch welche lebende Organismen ihre Funktion erfüllen und das Leben aufrechterhalten, wozu auch die Umwandlung von Substanzen (wie die aufgenommene Nahrung) gehört, durch welche Energie für den Organismus verfügbar gemacht wird.

Mikrokosmos: Eine Welt im Kleinen; ein System, welches einem größeren System mehr oder weniger analog ist.

Nesselsucht: Ein außerordentlich stark juckender Hautausschlag, der durch ein Allergen oder ein Nahrungsmittel ausgelöst wird.

Ödem: Ein Zustand, bei dem das Gewebe eine übermäßige Flüssigkeitsmenge zurückhält, was Anschwellungen zur Folge hat.

---

* beide Ausdrücke werden verwendet.

Ölig: Wird gebraucht, um eine Substanz zu kennzeichnen, die die Eigenschaften und die Natur einer Salbe hat.

Palpation: Das Tasten mit der Hand; das Auflegen der Finger mit leichtem Druck auf die Oberfläche des Körpers, um die Beschaffenheit der darunter liegenden Teile zu bestimmen.

Parkinsonismus: Eine neurologische Krankheit, die durch Zittern, Muskelsteifigkeit und langsame Bewegungen gekennzeichnet ist.

Peristaltik: Rhythmische Zusammenziehungen der glatten Muskulatur, die den Nahrungsbrei durch den Verdauungstrakt bewegt.

Perkussion: Das Anschlagen eines Körperteiles durch kurzes, festes Klopfen, als diagnostischer Hinweis auf den Zustand der darunter liegenden Körperregion.

Physiognomie: Das Studium der Gesichtszüge.

Prana: Prana ist die Lebensenergie, die Körper und Geist aktiviert. Prana ist für die höheren zerebralen Funktionen verantwortlich und für die motorischen und sensorischen Tätigkeiten. Das Prana, das sich im Kopf befindet, ist das Lebens-Prana, während dasjenige, das sich in der kosmischen Luft befindet, das 'nährende' Prana darstellt. Durch die Atmung gibt es einen andauernden Austausch zwischen dem Lebens-Prana und dem 'nährenden' Prana. Bei der Einatmung tritt das 'nährende' Prana in den Organismus und nährt das Lebens-Prana. Bei der Ausatmung werden subtile Ausscheidungsprodukte abgeatmet.

Psoriasis: Eine häufige, genetisch bedingte Entzündung der Haut.

Psychosomatisch: Die Beziehung zwischen Geist und Körper betreffend; bezeichnet körperliche Symptome, die einen psychischen, emotionalen oder geistigen Ursprung haben.

Ptosis: Krankhafter Zustand eines oder beider Oberlider, welche herabhängen.

Rheumatismus: Jeder einer großen Anzahl entzündlicher Zustände der Gelenke, Sehnen oder Muskeln, die durch Schmerzen und Bewegungseinschränkung gekennzeichnet sind.

Rhinitis: Entzündung der Nasenschleimhaut.

Samadhi: Ein Zustand des Gleichgewichts, der höchsten Freude und Seligkeit.

Sinus: Eine Höhle innerhalb eines Knochens.

Spondylosis: Eine Erkrankung der Wirbelsäule, die durch die Fixierung oder Steifigkeit eines Wirbelkörpers gekennzeichnet ist.

Syphilis: Eine Geschlechtskrankheit, die durch Geschlechtsverkehr übertragen wird.

Tridoshas: Die drei Körperorganisationen – Vata (Luft), Pitta (Feuer) und Kapha (Wasser) – die die psychosomatischen Tätigkeiten des täglichen Lebens regeln und bestimmen.

Verdauungstrakt: Alle Organe, vom Mund bis zum Anus, die mit der Aufnahme, Verdauung, Resorption und der Ausscheidung der Nahrung zu tun haben.

Weißfluss: Eine Störung, die durch einen weißlichen, zähen Ausfluss aus der Scheide gekennzeichnet ist.

Adressen und Bezugsquellen

www.windpferd.de

Beispielsweise Ayurvedische Gesundheitszentren, Lieferanten ayurvedischer Heilmittel und Produkte sowie Informationen über einen Ayurveda-Fernkurs (in englischer Sprache).

Index

Fettgedruckte Seitenzahlen verweisen auf den wichtigsten Eintrag, *kursivgedruckte* auf Tabellen und Illustrationen

A

B

F

H

I

J

K

L

M

P

Q

R

S

Liebe Leserin, lieber Leser,

wenn Dir dieses Buch gefallen hat,
würden wir uns sehr über eine positive
und authentische Bewertung freuen.
Rezensionen sind ein wichtiges Feedback
für uns und ein wertvoller Lohn für
unsere Arbeit.

Bewerte direkt über
www.windpferd.de,
auf Amazon oder
auf der Website Deiner
Lieblingsbuchhandlung.

Vielen Dank,

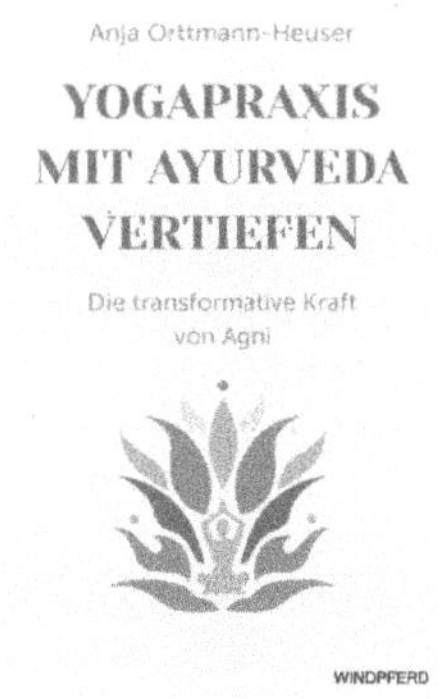

Anja Orttmann-Heuser

Yogapraxis mit Ayurveda vertiefen

250 Seiten mit bunten Illustrationen und Übungssequenzen.

Wie verbinde ich meine Yogapraxis geschickt mit Ayurveda? Dies zeigt uns dieses Buch auf informative und praktische Weiße. Im Mittelpunkt steht dabei das transformativen Prinzip Agni – das ayurvedische „Verdauungsfeuer", welches weit über die körperliche Verdauung hinausgeht. Die Yogapraktiken werden in dessen Licht beleuchtet und alltagstauglich vermittelt – mit einer klaren Ausrichtung auf Anwendung und Wirkung. Für mehr Wohlbefinden und geistige Klarheit.

ISBN 978-3-86410-398-8

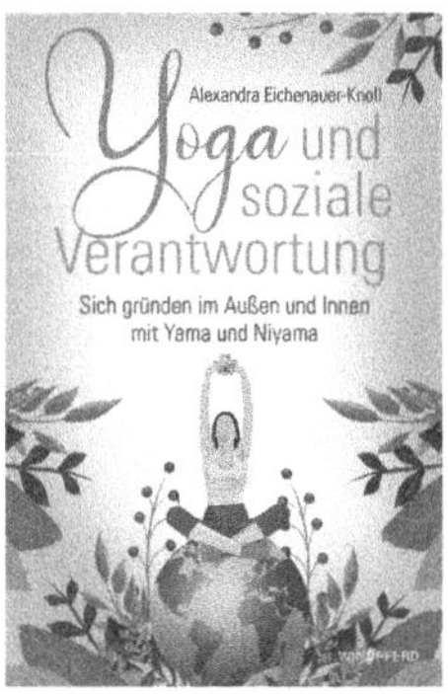

Alexandra Eichenauer-Knoll

Yoga und soziale Verantwortung

Sich gründen im Außen und Innen mit Yama und Niyama

Alexandra Eichenauer-Knoll schlägt eine Brücke zwischen dem eigenen Yoga-Übungsweg und der Einbindung der Yama- und Niyama-Prinzipien des Hatha Yogas in die Gesellschaft. Wie können Gewaltfreiheit, Wahrhaftigkeit, Akzeptanz anderer, ein gemäßigter Lebenswandel und das Teilen von Werten in die Gesellschaft integriert werden? Die Autorin ermutigt Leser:innen, Yoga-Einsteiger und Fortgeschrittene dazu, durch Yoga politisch wirksam zu werden, Lösungen zu finden und soziale Verantwortung zu übernehmen. Inklusive Audio-Dateien zum Download für die eigene Yoga-Praxis.

ISBN 978-3-86410-352-0

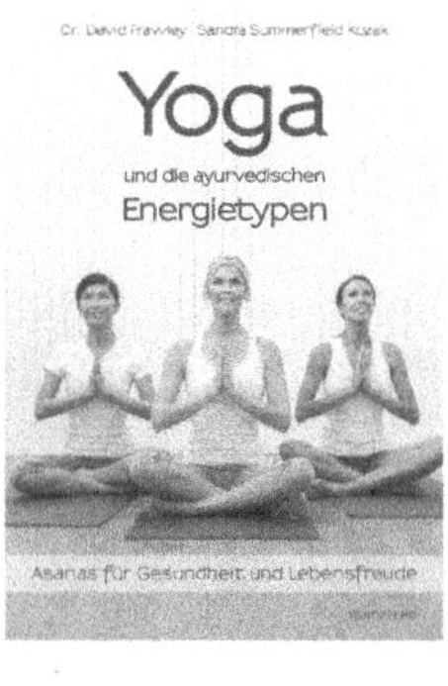

Dr. David Frawley, Sandra Summerfield Kozak

Yoga und die ayurvedischen Energietypen

Asanas für Gesundheit und Lebensfreude

Zwei weltbekannte Yogalehrer zeigen, wie Yogaübungen aus Sicht des Ayurveda auf die individuelle Konstitution abgestimmt werden. Ob Ihr Energietyp von sensiblem Vata, dynamischem Pitta oder stabilisierendem Kapha dominiert ist, Sie werden beim Yoga Ihre optimale gesundheitsförderliche Zone für Spannung und Entspannung, Dauer der Übung sowie Krafteinsatz und Atmung finden – und maximales körperliches Wohlgefühl entwickeln können..

ISBN 978-3-86410-082-6

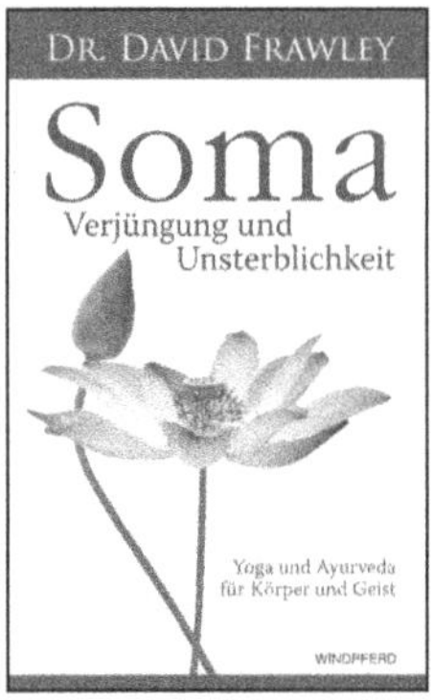

Dr. David Frawley

Soma – Verjüngung und Unsterblichkeit

Yoga und Ayurveda für Körper und Geist

Die Sehnsucht nach Unsterblichkeit ist so alt wie die Menschheit selbst. Doch wem nützt ein unsterblicher Körper, wenn seine Seele krank ist? Durch Yoga, Meditation und ayurvedische Medizin können wir nicht nur unsere Gesundheit verbessern und die Lebensdauer verlängern, sondern auch unsere emotionale Befindlichkeit verändern und unsere Seele nähren. So entdecken wir unsere innere Unsterblichkeit – unser wahres Wesen – und erkennen, dass alles die tief verwurzelte Suche nach Soma ist.
Soma – die Essenz des Lebens, der göttliche Funke, der Nektar der Unsterblichkeit – ist ein vielschichtiger Begriff aus den Veden, der größte Aufmerksamkeit verdient; denn der Zugang zu Soma erschließt die tiefsten Geheimnisse des Lebens, des Bewusstseins und bietet eine vollständige Heilung von Körper, Geist und Herz.
Praxisnah und eindringlich vermittelt David Frawley, wie wir Soma aufnehmen und in uns aufbauen können.

512 Seiten · ISBN 978-3-86410-023-9 · www.windpferd.de

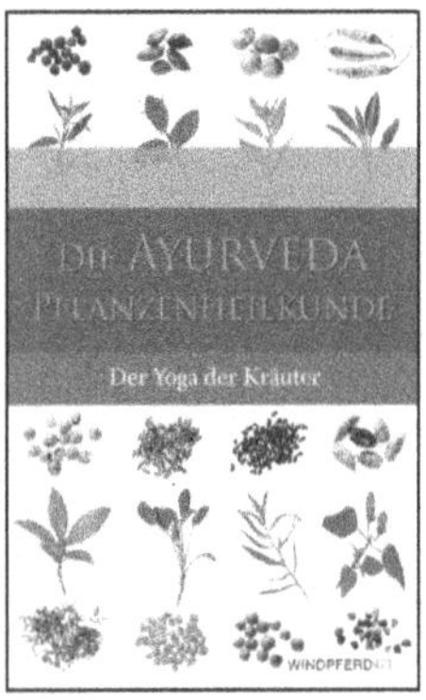

Dr. Vasant Lad, Dr. David Frawley

Die Ayurveda-Pflanzenheilkunde

Der Yoga der Kräuter

Dr. Lad und Dr. Frawley stellen hier vor dem Hintergrund ihrer jahrzehntelangen theoretischen und praktischen Erfahrung die Prinzipien der ayurvedischen Pflanzenheilkunde vor.
In diesem Buch wird die ayurvedische Wissenschaft der Heilpflanzen erstmals auf westliche sowie auf einige wenige wichtige orientalische Heilpflanzen angewandt. Damit wird die Ayurveda-Pflanzenheilkunde zu einer auch im Westen praktizierbaren Heilkunst. Der Leser erhält ein Werkzeug, das von der Diagnose über die Rezeptur bis zur Zubereitung reicht. Dazu gehört auch die Zusammenstellung einer Hausapotheke für ayurvedische Kräuter.

344 Seiten · ISBN 978-3-89385-675-6 · www.windpferd.de

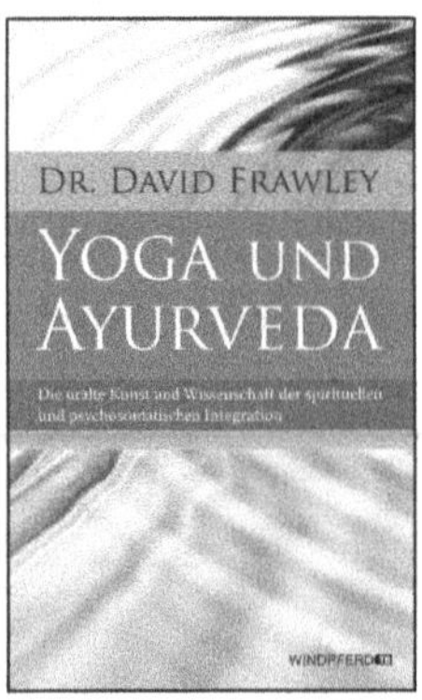

Dr. David Frawley

Yoga und Ayurveda

Die uralte Kunst und Wissenschaft der spirituellen und psychosomatischen Integration

Aktuelles Wissen mit universeller Anwendbarkeit.
David Frawley vermittelt in diesem Standardwerk die Grundlagen der komplexen Wissenschaft des Yoga und Ayurveda, indem er die Hintergründe und das Zusammenspiel zweier großer Heiltraditionen darlegt, die sich auf dieselbe spirituelle Quelle beziehen. Yoga und Ayurveda sind wie Himmel und Erde. Das Eine ist ohne das Andere nicht denkbar: Selbstverwirklichung und Selbstheilung. Ein hervorragendes Buch zum Vertiefen des Verständnisses.

308 Seiten · ISBN 978-3-89385-612-1 · www.windpferd.de